揉小肚肚的学问

ROU　　XIAODUDU　　DE　　XUEWEN

刘高峰　著

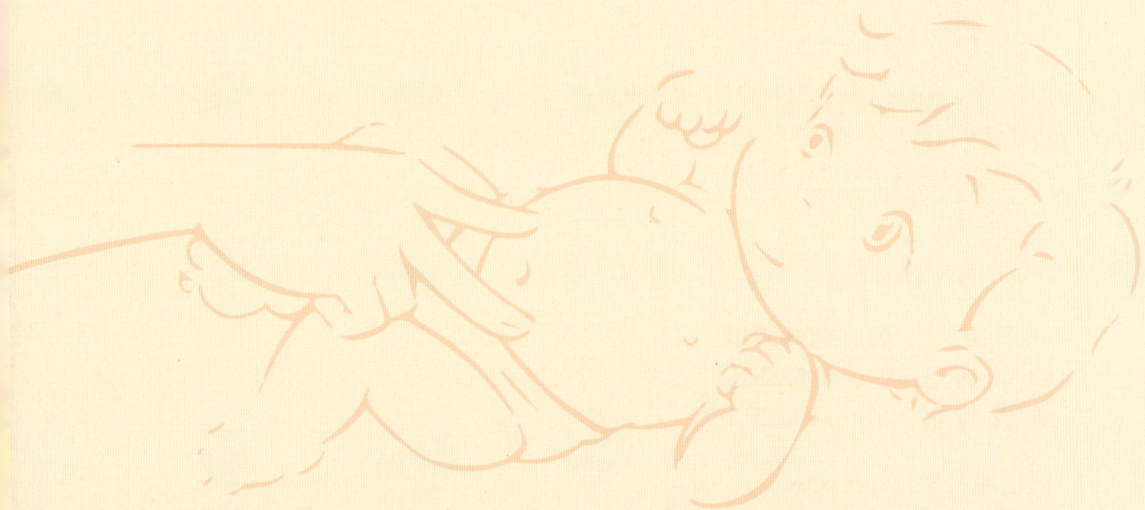

中国中医药出版社
·北京·

图书在版编目（CIP）数据

揉小肚肚的学问 / 刘高峰著 . -- 北京：中国中医药出版社，2017.9

ISBN 978-7-5132-4126-7

Ⅰ . ①揉… Ⅱ . ①刘… Ⅲ . ①小儿疾病—腹—按摩疗法（中医）
Ⅳ . ① R244.1

中国版本图书馆 CIP 数据核字（2017）第 070436 号

中国中医药出版社出版
北京市朝阳区北三环东路 28 号易亨大厦 16 层
邮政编码　100013
传真　010-64405750
河北新华第二印刷有限责任公司印刷
各地新华书店经销

开本 710×1000　1/16　印张 13　字数 180 千字
2017 年 9 月第 1 版　2017 年 9 月第 1 次印刷
书号　ISBN 978-7-5132-4126-7

定价　39.80 元
网址　www.cptcm.com

社 长 热 线　010-64405720
购 书 热 线　010-89535836
维 权 打 假　010-64405753

微信服务号　zgzyycbs
微商城网址　https://kdt.im/LIdUGr
官 方 微 博　http://e.weibo.com/cptcm
天猫旗舰店网址　https://zgzyycbs.tmall.com

如有印装质量问题请与本社出版部联系（010-64405510）
版权专有　侵权必究

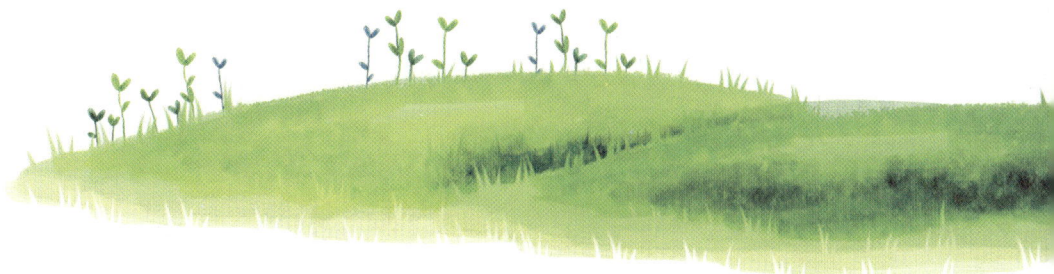

内容提要

　　本书是一本针对小儿按摩调理的家庭保健科普书，重点讲解小儿腹部按摩的作用原理和整套治疗疾病的手法及相关的穴位；详细介绍相关疾病，收录的疾病以脾胃疾病及与脾胃相关的疾病为主，分别介绍病因病机，腹部相关穴位及相应的套路手法，背部督脉调理手法，注意事项和其他相应的方药膳食疗法。本书对于小儿疾病的按摩治疗给出了具体操作细则，以图谱的形式生动展示给孩子的父母，简单易学，使其能够看图操作。孩子的父母可通过学习与体会本书内容，为自己孩子的健康保驾护航。书中介绍的按摩方法简单易学，临床疗效显著，很容易被孩子接受。

前 言

　　小儿推拿是中医推拿学科中的一个重要分支，其效果显著，是广大劳动人民长期与疾病做斗争所积累的丰富经验。中西医理论表述虽然有一定的区别，有些人群对中医理论及其术语持谨慎态度，但中医治疗手段及方法是非常符合疾病的治疗本质的。

　　小儿疾病在非遗传基因影响及特殊原因（如生产过程的损伤、极度不良的生长环境等）之外，一般都集中在呼吸系统和消化系统两方面。对于呼吸系统疾病来说，腹部推拿操作的重要性可以从现代解剖学角度得到有力的解释。

　　呼吸系统疾病多发生于外在感染引起的呼吸系统疾患，通过理璇玑及搓胁肋等局部手法，可以改善局部肋间内外肌的气血运行，加强自身的抵抗力。而腹部点压可以通过横膈膜改变胸腔的容积变化，变相改变肺的运动及肺泡的体容积变化，肺的运动及体容积变化可以带动支气管位置改变，而这些器官相应的运动变化可以提高免疫功能，促进疾病恢复能力提升，从而间接促进感染性呼吸系统疾病的恢复。

　　呼吸系统疾病往往会影响消化系统的功能，感冒、发热等可以引起食欲下降、恶心、呕吐、便秘等消化系统症状。从中医角度讲，逆向治疗一直是中医治病实践总结的宝贵经验。我们通过推拿腹部解决恶心、呕吐、食欲不振、便秘等伴随症状，就能间接治疗其呼吸系统疾病。胃气得复，正气回升，大便通畅，感冒、发热、咳嗽等呼吸系统疾病就能得到解决。

　　对于消化系统疾病，着重在于脾胃。脾为后天之本，气血生化之源，推拿腹部可以健脾和胃，益气养血，提高身体的正气，强化小儿的后天

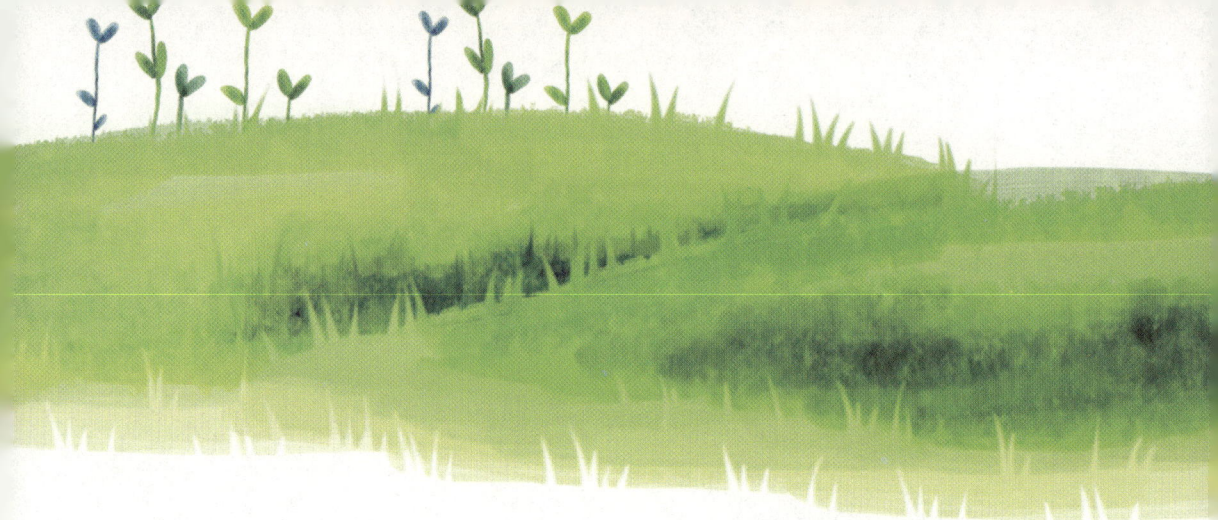

之本。小儿的正气，尤其以胃气为重。固护胃气可增强抵抗力，正气存内，邪不可干。

现代医学研究发现，许多精神性疾病患者的腹部菌群有明显的共同特征。美国有医学权威认为小儿自闭症、多动症与肠道菌群有关。纠正肠道菌群或许可以改善症状甚至治愈相应疾病。中医的腹部按摩手法可以改变肠道的温度，改善蠕动功能，间接改变肠道菌群的生长环境。

近几年，输液疗法的弊端在逐渐显现，如发热的抗感染治疗造成的重复感染，免疫力低下，脾胃虚寒，盗汗自汗等，以及不少小儿瘦小，毛发干枯，睡眠差，脾气暴躁。在手脚干燥等心肝火旺、阴常不足的现象下"回归自然"，非药物疗法得到越来越多百姓的认可，小儿推拿成为妈妈们的选择。

看问题当然不能肯定一切或否定一切。小儿推拿不是万能的，应重视多维结合治疗。要用灵活的思维，中西医结合，密切关注患儿体征，避免不当治疗而引发意外。

由于生活阅历等种种局限，每个人的观点和看法都有不同之处。如有不足，诚心希望相关中医人士提出宝贵建议，以便进一步完善。

刘高峰

2017 年 4 月于北京

目录

2

引言

小儿推拿是孩子的第一个保健医

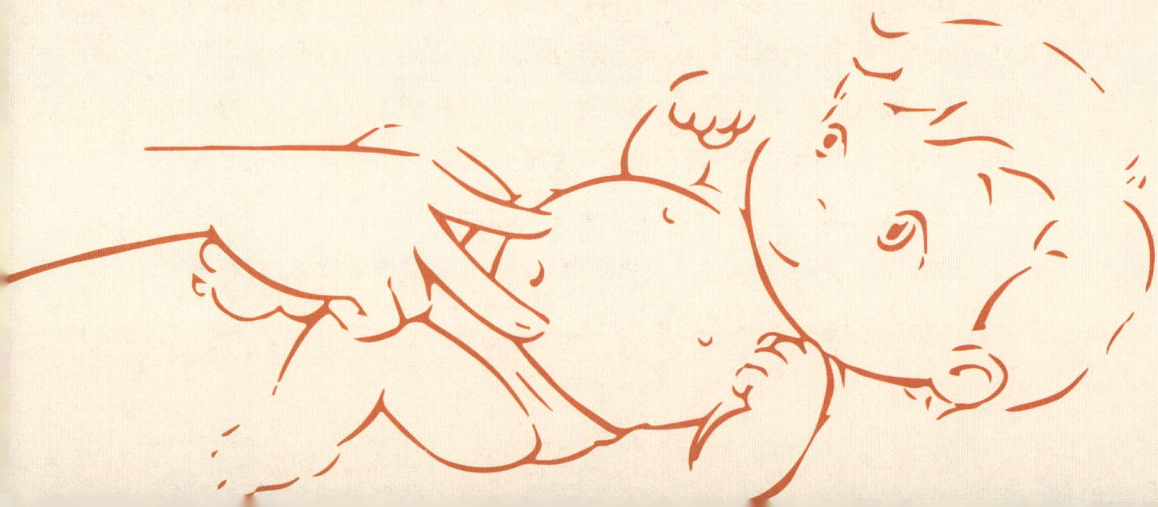

一、父母一定要信任孩子的潜在抵抗力

小孩脏器轻灵，易趋康复。与成人相比，小儿易发病，病后又易转变。但小儿为纯阳之体，生机勃勃，虽为病邪所伤，但其机体再生修复能力强，故修复也较快。小儿病因单纯，多为外感六淫，或内伤饮食脾胃，少七情六欲之病。脏器轻灵，只要良好护理，密切观察，粗中有细，用简单的、物理的、绿色的推拿疗法是可以帮助孩子得到良好恢复的。而无须外在的药物输液介入性的治疗。

二、按摩是中医自我保健的精华

我国的医疗现状，以北京为例，家长好像更倾向于北京儿童医院及儿研所，这样就造成这两家医院的患儿极多，实际上这两家医院不仅只局限于北京的患儿，它们还承担着全国的疑难杂症的患儿，所以不管轻微的感冒发热，还是什么疑难病种，全部集中于此，所以这些医院的医生日均负担极重，对于简单的外感性疾病形成流水线型的治疗也是很正常的，另外说句实话，让医生像对待自己孩子似的那么认真负责，确实很难。看完病应对一般的外感性疾病无非是输液治疗，即使医生想让孩子服用口服药，对于有些不理性的家长，医生也不敢冒这个险。所以家长对于现在的医疗环境要有自己的独立意识，那就是对自己的孩子要多观察，要冷静，别一发热就紧张，要相信孩子的能动性，要培养孩子自身的抵抗力。发热的过程就是孩子提升抵抗力的过程，一般发热要反反复复几次是很正常的，只要家长密切观察，积极应对，就现在的医疗环境及医疗水平，如果病情加重也是可以及时应对的，要相信自己的孩子，要相信孩子的正气培养。用推拿的手法治疗就是培养孩子正气的过程，如果通过非药物治疗孩子恢复了健康，那么孩子的正气就会提升，孩子再次感冒发热的次数及频率就会明显减少，这种现象，孩子大一点的家长是会有体会的。

基础篇
小儿腹部按摩的作用与原理

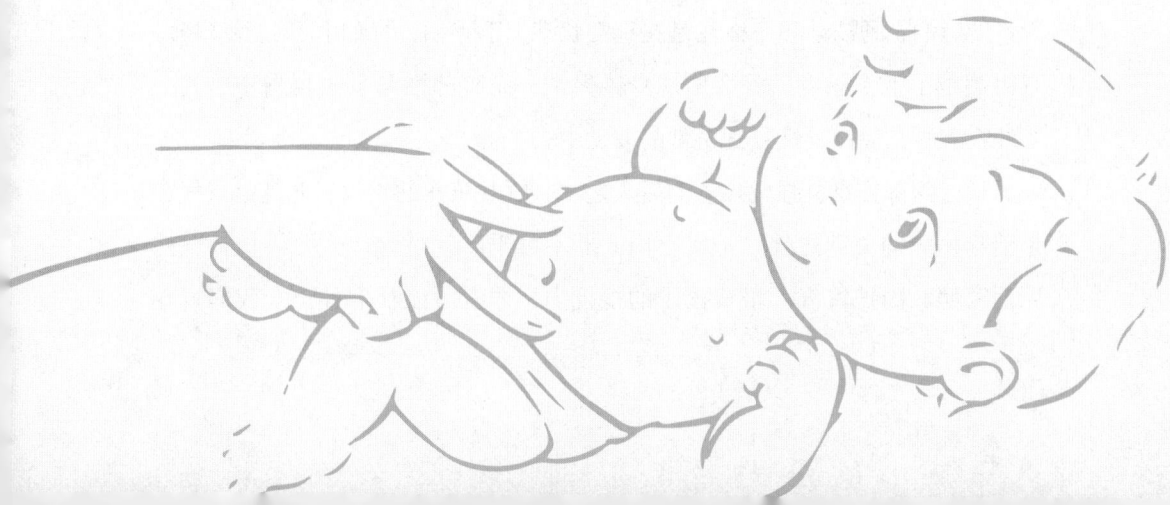

中医说腹部按摩

一、揉肚子健脾胃

小儿脏腑娇嫩，形气未充。小儿出生后，犹如萌土之幼芽，机体各器官的形态结构和生理功能都是幼稚不成熟和不完善的，五脏六腑之气都相对不足，尤以肺、脾、肾三脏最为突出。

脾为后天之本，气血生化之源。小儿脾常不足，包括脾胃之体成而未全，脾胃之用全而未壮，乳食的受纳、腐熟、传导，与水谷精微的吸收、转输功能均显得和小儿的迅速生长发育所需不相适应。加之小儿饮食不知自调，家长喂养常有不当，就形成了易患脾胃系统疾病的内因和外因。加之小儿肝常有余，脾受可制，故有"脾常不足"的生理特点。

腹部推拿可以健脾和胃，益气养血，提高我们身体的正气。中医的脾胃，皆位于腹部，而中医的脾应该是肠道吸收、消化、分解功能的一个总称，而产生这个功能的脏器就位于腹部，所以针对腹部的推拿正好作用于我们需要作用的部位，只要我们使用合理的手法力度，就能得到健脾和胃的效果。实际上，我们假定腹部肠蠕动在某一个蠕动频率是正好状态，也就是阴阳平衡的状态，而我们的人体由于受到外界温度、食物寒凉、情绪等一系列因素的影响，肠蠕动频率往往是在正常状态上下浮动，犹如上下波谷波峰。有时超越了上下限度，就会出现身体失常，而腹部推拿手法相当于给其一个外在刺激，促使其恢复到正常的波动中去。

通过腹部推拿，强化孩子的后天之本，顾及患儿的正气，尤其是胃气，是治疗疾病的关键之处。正气存内，邪不可干，就是为什么要固护胃气的原因写照。固护胃气，培育孩子的抵抗力，才有可能祛邪外出。我们现在的父母可能受到一些固有的思维影响，往往把疾病尤其是呼吸系统疾病全部归结于外在的病菌，殊不知病菌在我们的身体中无处不在，而患病不患病大多取决于人体的免疫力，也就是中医所说的正气，所以治疗外感性疾病或感染性疾病，我们不能过于追求杀灭外在的病毒菌群，更重要的是培育我们的后天正气，尤其是胃气，胃气一升，就可打破平衡，恢复健康，而病毒或许减少，未必没有。

二、揉肚子益气养血

脾胃居于中焦腹部，脾胃是水谷精微、气血生化的发源地。脾胃功能正常，运化及输布水谷精微就能得到保证，而我们的水谷精微就会化作人体的阴血。而脾胃的运化过程就是中气的运行过程，所以脾胃功能正常了，气血生化之源就得到了保证。因此按摩腹部就可以益气养血。在揉按的过程中，腹内脏腑、气血、经络也随之而动，不仅能对局部起到治疗作用，同时也能有效地促进和改善全身的血液循环，对全身各个组织和器官都能起到调整和促进作用，使人体整个脏腑功能旺盛，通经和络，调节脏腑，宣通气血，平其阴阳，从而防治疾病。

三、揉肚子调畅气机

脾胃的主要功能是脾升胃降，脾主升清，胃主降浊，如此才能使营卫调和，五脏安和。通过腹部按摩，可以调整脾胃的气机功能，而使脾胃的升降运动功能趋于正常。同时由于胸腹腔膈肌的实物相连，以及经络中肺与大肠，心与小肠，肝与胆的络属关系，而这些关系可以通过腹部经络的连通，促使各个脏腑的气机通畅。如肺与大肠，肺气的宣散肃降功能正常，可使大肠的运化排泄功能正常。肝主升清，胆火主降，心火下降，肾水上济，这些气机的正常运转，完全可通过腹部按摩来加以调整改善。

另外，从三焦理论来看，三焦的中、下焦位于腹部，上焦亦可通过人体的隔膜与中、下焦相连。三焦主气化及通调水道，是人体运输精华物质和水液的通道，腹部按摩可以通过腹部的穴位按摩，促进三焦的气化及水液代谢功能的正常，促使五脏的精气得到补充，使体内的污水垃圾得以正常排泄。

四、揉肚子通经活络

十二经脉和奇经八脉的循行、分布均与腹部有着密切的联系。其中十二经脉中的足少阴肾经、足阳明胃经、足太阴脾经、足厥阴肝经贯穿于胸腹部，奇经八脉中的冲脉、任脉亦同起于少腹胞中，上下贯穿于胸腹部，带脉缠腹束腰，横行腹部。十二经别则进入体腔，循行于胸腹，经过相为表里的脏腑，更加强了相为表里两经脉的内在联系，亦加强了脏腑的表里联系，同时也加强了高居于胸腔心肺于腹腔内的联系。明代《按摩经》中载："指下气动即是病，随手重切向下攻，上中下脘俱按到，呼吸二七把手松，两脚犹如火来烤，热气走到两脚中，左右有动石关穴，此是积聚在内横，一样按法往下送，淤气下降病觉轻，肓俞穴动肾气走，抬手热气散如风，一样按摩三五次，腹中轻快病无踪，是寒是火随气降，七疝原来是肾经，盘脐有块俱是气，按住犹如石块形，重按轻揉在指下，朝夕按摩要费功，按来按去气血散，脏腑调和病不生，脐下二指名气海，按之有动气脉横，丹田不通生百病，体衰身懈气力空，小腹不宜按摩法，曲骨动脉名气冲，一连按动数十次，小腹淤气往下行。"

以上所提到的穴位上脘、中脘、下脘、神阙、气海、石关、肓俞穴，分别隶属于任脉、冲脉、脾经、胃经、肾经。腹部按摩正是通过有效刺激各个经络及其上的穴位，充分发挥经络和穴位对脏腑的近治作用，达到调和脏腑、平衡阴阳、治病防病之功效。脾升胃降带动全身气机升降，为人体气机升降的枢纽。气机升降有度，则脾胃调和，气血调达，身体安康；

升降失常，则脾胃受损，阴阳失衡，百病乃生。

从现代医学及解剖角度讲腹部按摩

一、腹胸部的解剖关联性

小儿疾病在非遗传基因影响及抛开特殊原因（如生产过程的损伤，极度不良的生长环境等）之外，一般的疾病都着重于呼吸系统疾病和消化系统疾病两大类。先抛开消化系统疾病，单从呼吸系统疾病来说，腹部推拿操作的重要性可以从解剖角度得到有力的解释。呼吸系统疾病多发生在外在感染引起的呼吸系统疾患，但是由于胸腹腔之间的连带关系，胸腔相对封闭固定，而腹腔的前方是柔软的腹壁，外在的点按挤压可以改变腹腔的压力及体腔容积的变化。而胸腹腔通过横膈膜也就是膈肌分成上下两个腔体，由于横膈膜是一个筋膜肌肉组成的穿圆形软性组织，所以腹腔的压力变化可以通过横膈膜传导至胸腔，改变胸腔的容积变化，变相改变肺及肺泡的体容积变化，由于支气管同肺的紧密相连的解剖特点，肺的运动及体容积变化可以带动支气管位置改变，而这些器官相应的运动变化可以提高其免疫功能，促进其疾病的恢复能力。胸腔可以通过横膈膜的上下活动度的改变，促使胸腔的体容积发生改变，肺的呼吸运动实际上是由于胸腔内外大气压的变化所产生的一种被动运动，胸腔的体容积变化可以促使肺的呼吸运动加大或缩小，吸气时膈肌向下活动加大，胸腔容积被动变大，胸腔的压力变小，大气压就把新鲜的空气压入肺部；呼气时，膈肌上升，胸腔容积变小，压力变大，大于外界的大气压，就把胸腔中的浊气排出体外。根据这个原理，我们可以通过腹部推拿，改变腹部的压力容积，可以间接改变胸腔的容积，从而促使受到感染的肺运动，肺部运动牵引支气管运动，由于肺及支气管位置及肺泡容积的变化，可以间接促进感染性呼吸系统疾病的恢复。

二、从病情发展过程及逆向治疗来讲

呼吸系统疾病的发展，往往会影响到消化系统的功能，如感冒、发热等可以引起食欲缺乏、恶心、呕吐、便秘等消化系统症状，患者出现萎靡不振，免疫力下降，生活质量下降。从中医角度来讲，双向调节，逆向治疗一直是中医治病的实践总结和宝贵经验。如感冒、发热治疗从井穴，也就是手指末端的十宣穴，或放血或掐点等，体现的就是末端逆向治疗。而在呼吸系统疾病引起的消化系统症状中，实践经验表明，如果我们把相应的消化系统症状解决掉，原始疾病的呼吸系统疾病就能得到痊愈。所以我们通过腹部推拿解决恶心、呕吐、食欲缺乏等伴随症状，就能间接治疗呼吸系统疾病。另外，从肺与大肠相表里的中医脏腑学说中也能得到启发，呼吸系统疾病尤其是小儿往往会出现便秘现象，我们通过腹部推拿改变其便秘症状，大便一通，肺的肃降功能得到改善，感冒、发热、咳嗽等症状就能得到解决。另外，胃的受纳腐熟功能至关重要，这在张仲景的《伤寒论》一书中不断给予强调，几乎每一个方剂中都要求添加姜、枣，这就是一个启示，提示固护胃气是治疗一切疾病的前提和必要条件。只不过腹部推拿是另一种固护胃气的治疗手段而已。

三、从腹脑理论看腹部治疗的重要性

随着现代医学的进展，发现许多精神性疾病同腹部的菌群有着很大的关系。腹部菌群的紊乱容易造成精神方面的疾病，美国的医学权威机构认为小儿的自闭症与肠道菌群有关。所以纠正肠道菌群或许可以改善或治愈小儿自闭症。而用中医的腹部按摩手法治疗虽然目前尚缺乏科学依据，但是从医学角度推论，腹部按摩可以改变肠道的温度，以及肠道的蠕动功能，因此，可以推论出腹部手法按摩或许可以治疗小儿自闭症、多动症等现代小儿的精神疾病。

技法篇

小儿腹部按摩手法操作指导

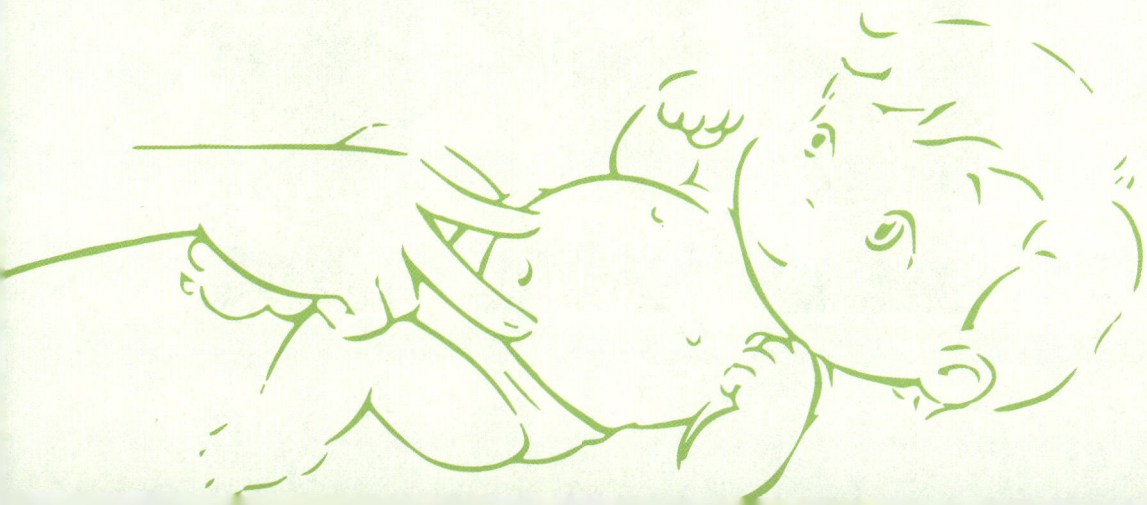

腹部常规手法

01 开璇玑

部位：璇玑穴，胸部前正中线上，胸骨上窝中央下1寸。

操作：以两手拇指或四指同时从璇玑穴自上而下依次从正中分推至季肋部8次。

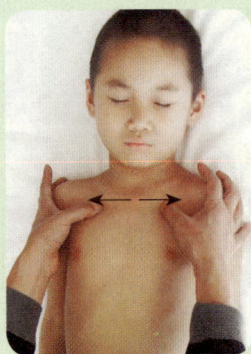

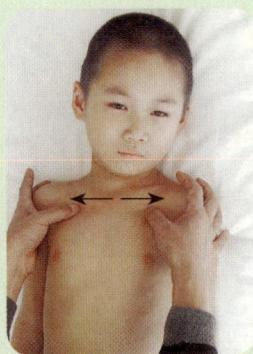

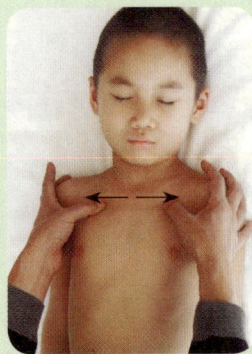

02 搓胁肋

两手置于患儿腋下，从上至下依次推抹搓揉10~20次，最后一次搓揉至脐平面时，双手拇指同时点按两侧天枢穴。此为1遍，操作3~6遍。

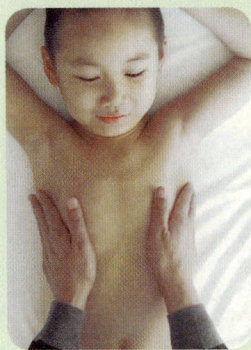

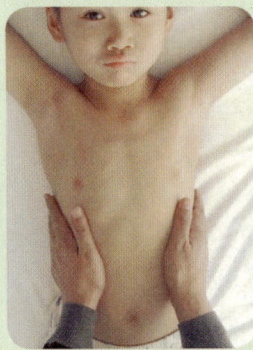

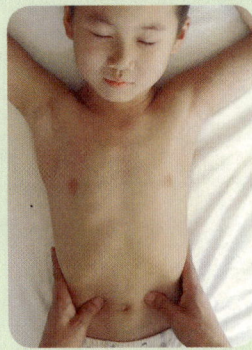

03 推任脉

两手交替从巨阙穴向下直推至脐部 24 次。

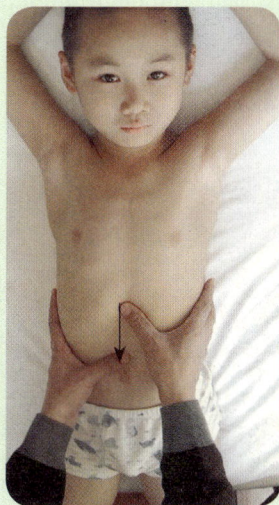

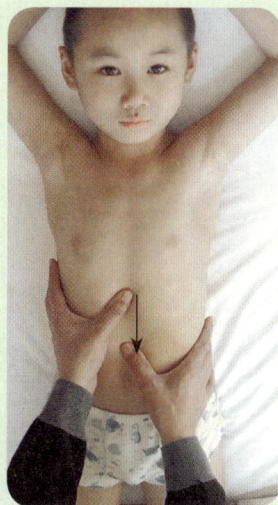

04 气沉丹田

从脐部向下推至耻骨联合部 1 分钟。

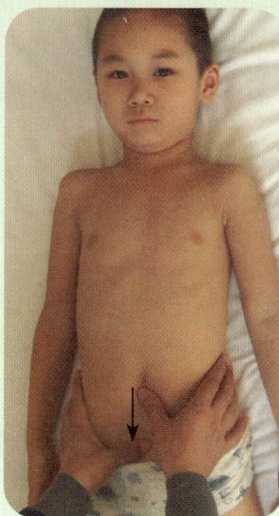

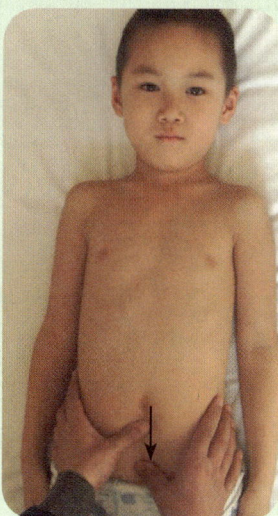

05 拿腹

根据孩子年龄的大小，两手或单手在腹部施行拿法半分钟。

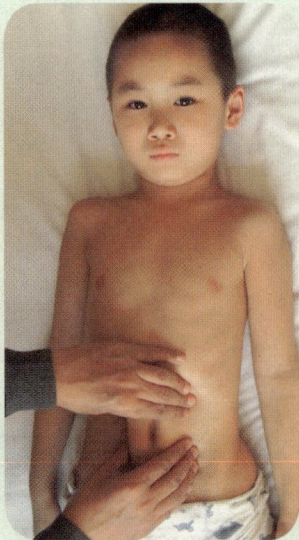

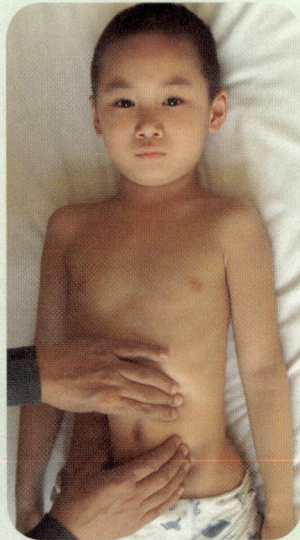

06 直推三经五线

三经：就是任脉，足阳明胃经，足太阴脾经。

五线：由于足阳明胃经及足太阴脾经旁开腹部正中线左右各有一条经线，加上任脉线即为五线。

部位：

（1）任脉线：从孩子的胸骨柄至耻骨联合的上端缘正中一直线。

（2）足阳明胃经左右两条线：以孩子的同身寸测量，腹部正中线旁开两寸左右两条线。

（3）足太阴脾经左右两条线：以孩子的同身寸测量，腹部正中线旁开四寸左右两条线。

手法操作：

直推法。用双手拇指的桡侧缘从胸骨柄或胃经、脾经同肋骨缘的交界处由上至下向孩子的耻骨联合处单方向的直线运动。

特点：

要在小儿的皮部进行轻柔操作，不要推挤皮下甚至肌肉组织。

在做手法时要蘸取介质，要干湿相宜，过干或过湿均不宜。

根据孩子年龄的大小。由于成人拇指尺寸相较婴儿来说较大，在胃经和脾经的间距差距较小，无须严格按五线操作，可按任脉一线，左右各一线操作即可。

07　摩腹

以孩子的脐部作中心点，根据孩子的年龄大小，用手掌掌面附着于腹部，以腕关节连同前臂做环形的节律抚摩。

点揉腹部穴：

点揉法：用中指指端螺纹面或示指、中指两指指端，吸定于一定的穴位上面，做轻柔缓和的回旋揉动。

特点：

手法应作用于皮部，力度不能达到肌部，尽量在皮部做手法。

胸腹部常用穴位及手法

01 天突

部位：前正中线，胸骨上窝凹陷处。

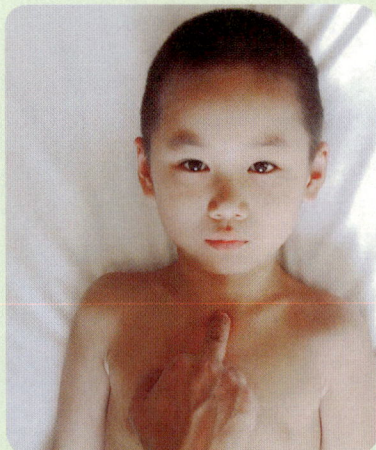

02 膻中

部位：胸部，前正中线，平第4肋间，两乳连线的中点。

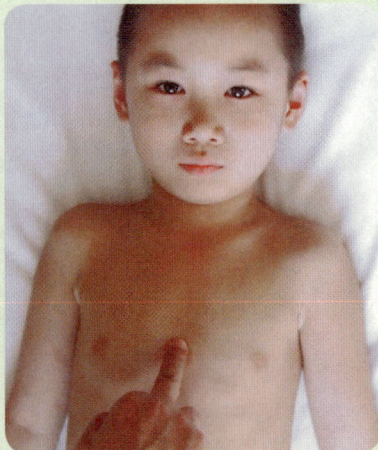

03 中脘

部位：腹正中线，脐上4寸。

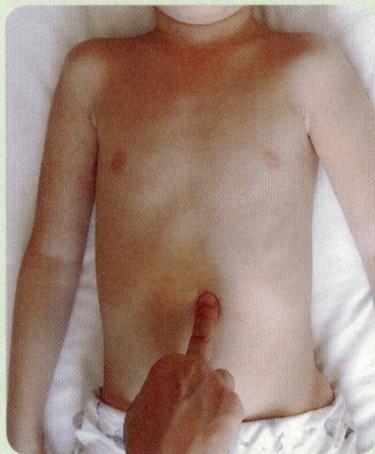

04 巨阙

部位：腹正中线，脐上6寸。

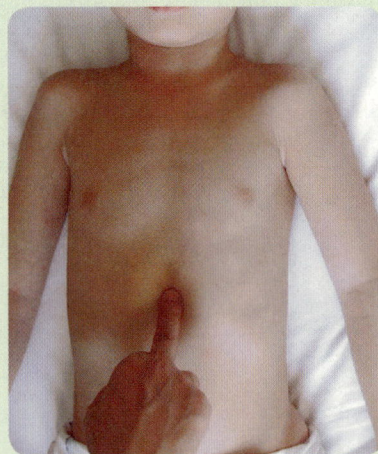

05 水分

部位: 腹正中线, 脐上1寸。

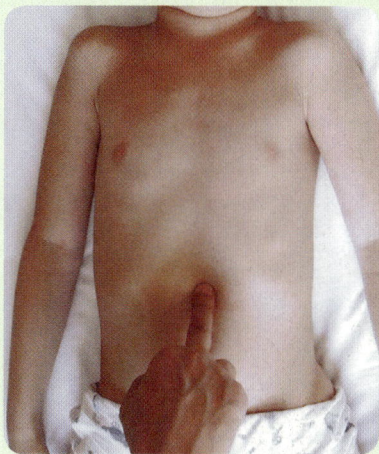

06 神阙

部位: 脐正中。

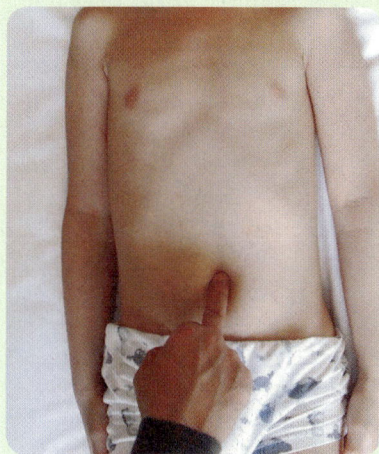

07 天枢

部位: 脐旁2寸。

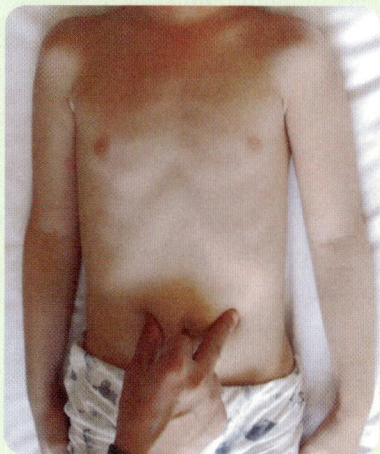

08 气海

部位: 腹正中线, 脐下1.5寸。

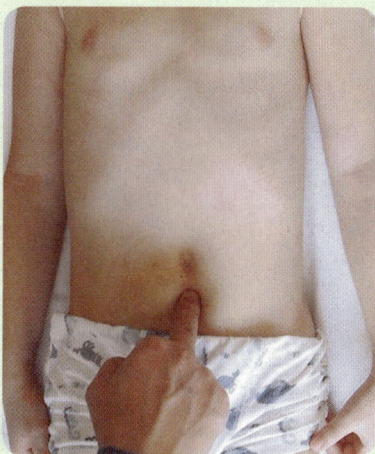

09 关元

部位：腹正中线，脐下3寸。

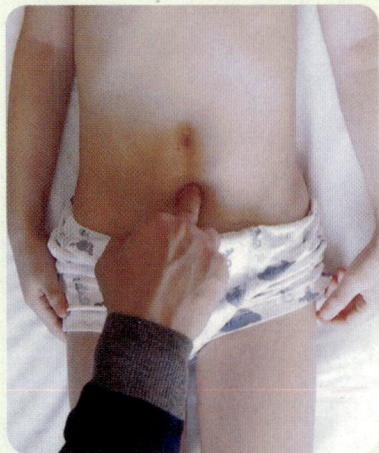

10 中极

部位：腹正中线，耻骨联合上缘，脐下4寸。

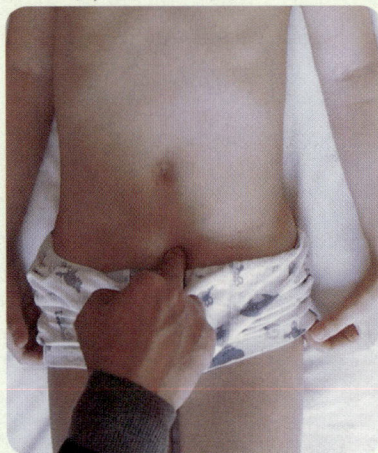

11 拿肚角

部位：脐下2寸，旁开2寸。

用双手拇指与示、中两指相对，向深处拿捏，上提后放松；或用中指端点揉亦可。

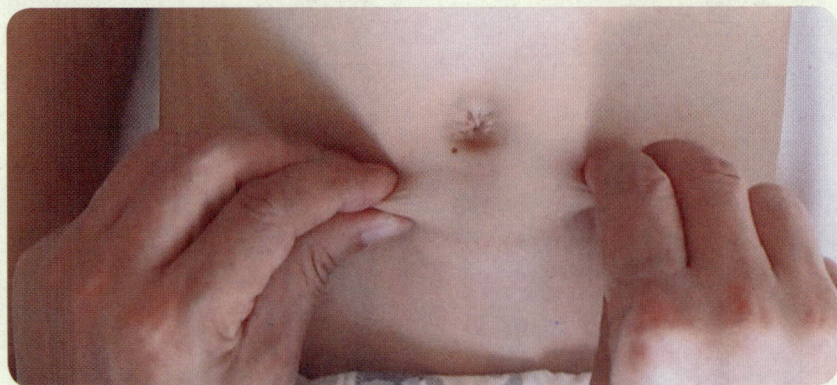

背部常规手法及常用穴位

沿着背部督脉及膀胱经五条线做拨、摸、擦、捏、提、啄 6 种手法，各 3 遍。

部位：督脉，大椎至尾椎末长强穴的一条正中线。

膀胱经：督脉旁开 1.5 寸及 3 寸的左右各两条线。

（一）背部常规手法

背部常规手法也是操作五条线，由于婴幼儿较小，父母手指相对较大，膀胱经的左右各两条线可以左右各一条线操作。

01 手法操作

（1）拨法：用双手拇指除外的其余四指的指端并列附着于督脉或膀胱经的经线上，垂直于经线做左右横向拨动。

要领：吸定于皮部，表面皮肤要随着手指的移动而发生位移。

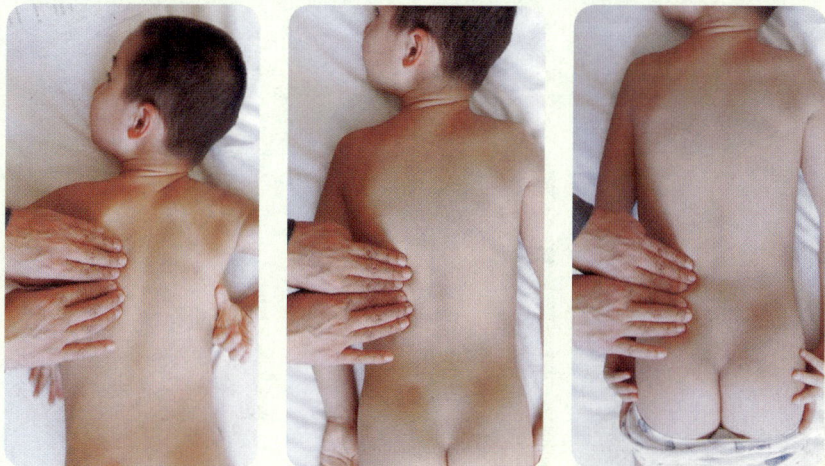

（2）摸法：用手掌面，或示、中、环指（无名指）指面着力于背部，由左至右进行直线往返摩擦。

要领：要直线往返，不可歪斜，往返距离要长。

着力部位要紧贴皮肤，力度较轻，不带动深层组织运动，古人称之为"皮动肉不动"。

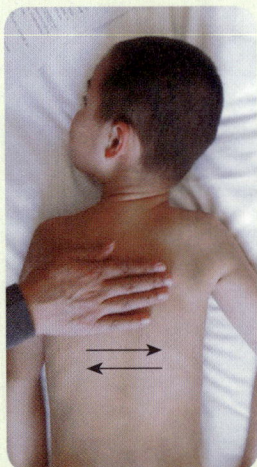

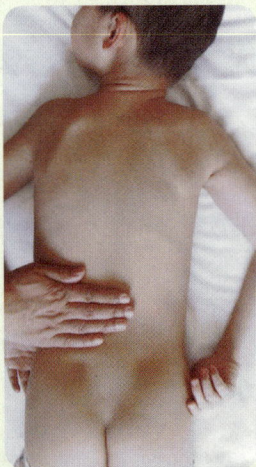

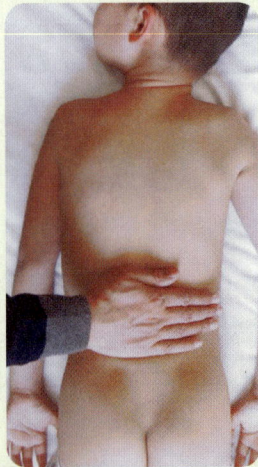

（3）擦法：用手掌的小鱼际或全手掌着力于皮肤，由左至右快速进行直线往返摩擦。

　　要领：着力于皮肤，速度要快。

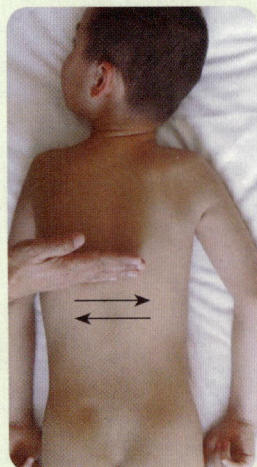

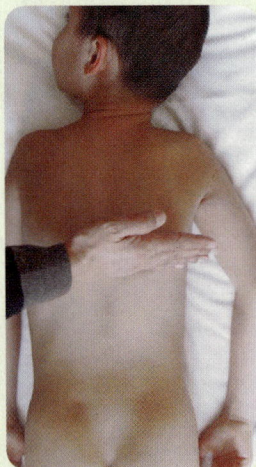

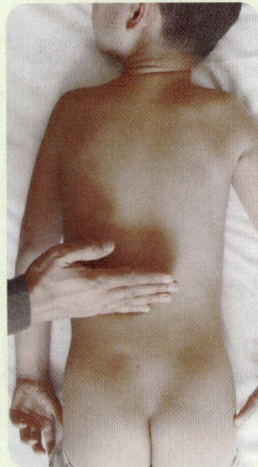

（4）捏法：背部捏脊的一种手法，用拇指的桡侧缘顶住背部皮肤，示、中两指前按，其余三指同时用力提拿皮肤，双手交替捻动向前进行。

　　要领：捏拿皮肤要适中，不宜过多，也不宜过少，过多则不宜向前推动，过少则皮肤较痛，且容易滑脱。

手法不宜过重，也不宜过轻，过重则手法欠灵活，过轻则不易得气。注意不要拧转皮肤。

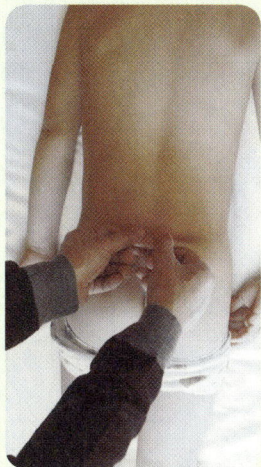

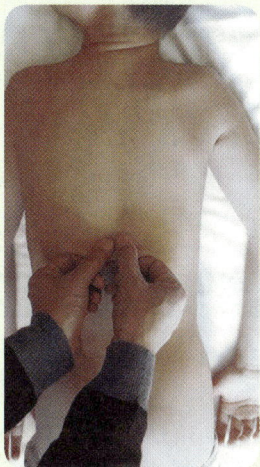

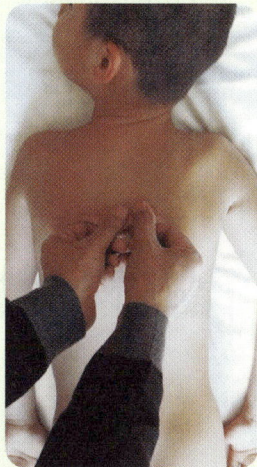

（5）提法：捏肌手法的一种补充，在捏肌的手法之上，用双手的拇指和示指（食指）中两指合作分别在膀胱经俞穴部位的皮肤，用较重的力量在捏拿的基础上向后上方用力牵拉一下。

要领：要向上后上方施力。

力度适中，不能强拉，这个手法运用得当，在重提的过程中可发出清脆的响声。

（6）啄法：把手掌的五指收拢并齐，在背部的两条经线上，尤其是督脉上做叩击动作。

要领：五指并齐，要修整好指甲，以免误伤孩子的皮肤。力度要适中。

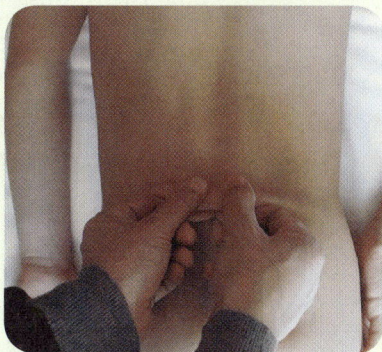

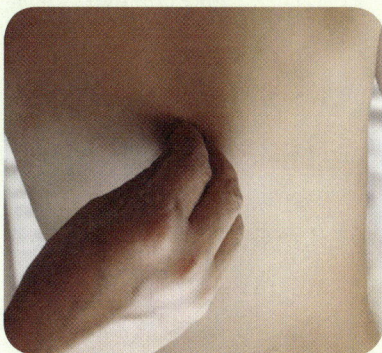

02 背部调理手法说明

拨法、摸法、啄法从上至下为1遍，连续做3遍。

捏肌通常是由下至上而行，一般从尾骨尖向上至大椎处，先捏肌3遍，第4遍时，根据患儿的临床症状在相应的俞穴上做重提手法。

（二）背部常用穴位

01 督脉穴位

（1）大椎

定位：后正中线上，第7颈椎棘突下凹陷中。

主治：发热恶寒、热病、咳嗽等外感性疾病，小儿惊风等神志病症。

（2）身柱

定位：后正中线上，第3胸椎棘突下凹陷中。

主治：身热、头痛、咳嗽、气喘等外感性疾病，以及惊厥等神志疾病。

（3）至阳

定位：后正中线上，第7胸椎棘突下凹陷中。

主治：胸胁胀满，胃痛，心慌，胸闷，精神萎靡。

（4）脊中

定位：后正中线上，第11胸椎棘突下凹陷中。

主治：小儿疳积，腹泻，脱肛，便血等肠腑病症。

（5）命门

定位：后正中线上，第2腰椎棘突下凹陷中。

主治：小腹冷痛，腹泻，小便频数等肾阳不足病症。

（6）腰阳关

定位：后正中线上，第4腰椎棘突下凹陷中。

主治：泄泻，腰痛，小便频数等肾阳不足病症。

02 膀胱经上的主要穴位

（1）肺俞

定位：第 3 胸椎旁开 1.5 寸。

主治：咳嗽，咳喘，反复感冒。

（2）膏肓

定位：第 4 胸椎旁开 3 寸。

主治：久咳，久喘，免疫力低下。

（3）心俞

定位：第 5 胸椎旁开 1.5 寸。

主治：心烦，惊悸不安。

（4）肝俞

定位：第 9 胸椎旁开 1.5 寸。

主治：烦躁，目赤，咽喉痛。

（5）脾俞

定位：第 11 胸椎旁开 1.5 寸。

主治：厌食，泄泻，腹胀，食积。

（6）胃俞

定位：第 12 胸椎旁开 1.5 寸。

主治：胃脘痛，食积。

（7）三焦俞

定位：第 1 腰椎棘突下旁开 1.5 寸。

主治：食积，便秘，脘腹胀。

（8）肾俞

定位：第 2 腰椎棘突下旁开 1.5 寸。

主治：小儿五迟，五软，遗尿，发育不良。

（9）大肠俞

定位：第 4 腰椎棘突下旁开 1.5 寸。

主治：便秘，泄泻。

（10）七节骨

定位：第 4 腰椎棘突至尾椎骨末端成一直线。

主治：上推为补治疗寒症，虚症引起的泄泻，遗尿，脱肛等；下推为泻，治疗热症，实证引起的烦躁、便秘等。

操作：用拇指指面或示、中指指面自下而上或自上而下做直推。分别为推上七节骨，推下七节骨。

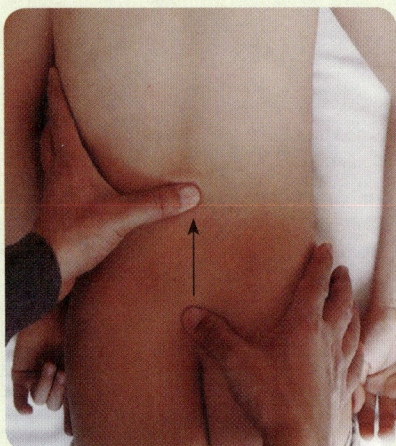

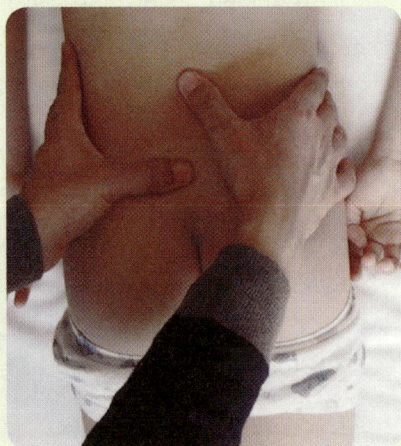

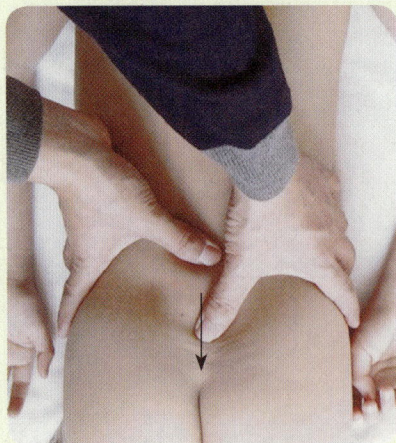

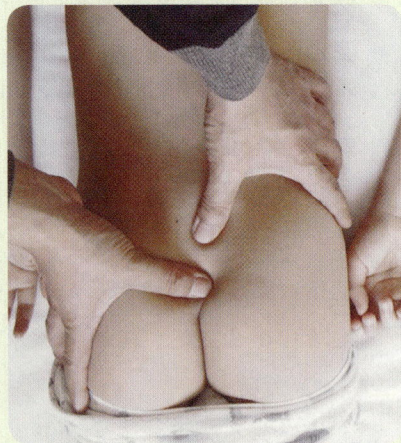

（11）龟尾

定位：尾骨末端的凹陷处。

主治：泄泻、脱肛、腹胀、便秘等疾病。

操作：用中指指端做点揉法，为揉龟尾。

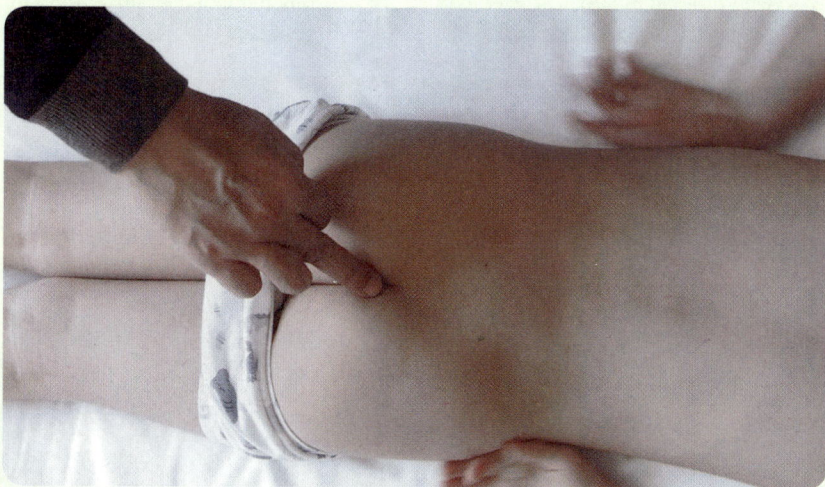

（12）八髎

定位：位于骶部，8个骶后孔。

主治：温里，泻热，调二便。

操作：横向推、摸、擦。

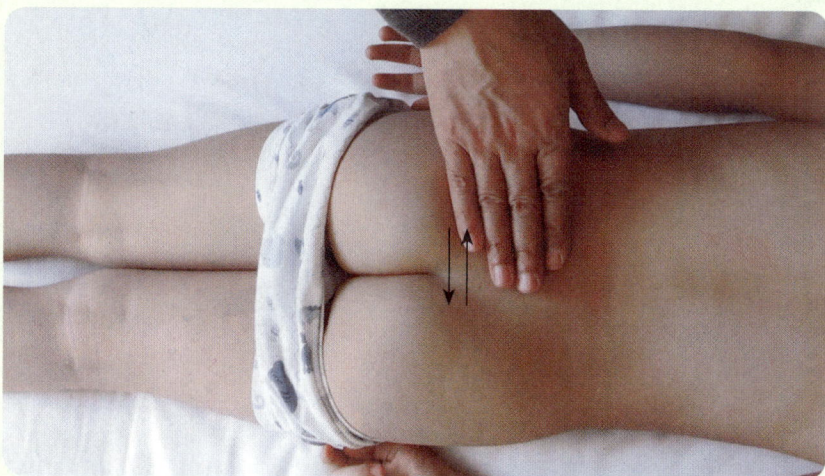

其他穴位及手法操作

（一）上肢穴

01 补脾经

定位：大拇指的螺纹面。

主治：消化不良、泄泻、呕吐、厌食、神疲乏力等。

操作：操作者用拇指的螺纹面做旋推。

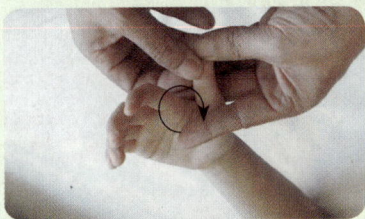

02 补肾经

定位：小指的螺纹面。

主治：遗尿、盗汗、潮热、泄泻等。

操作：操作者用拇指的螺纹面做旋推。

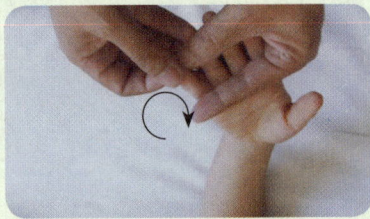

03 揉肾顶

定位：小指的顶端。

主治：补肾壮骨，敛汗。

操作：操作者用拇指指腹按揉，或推或掐。

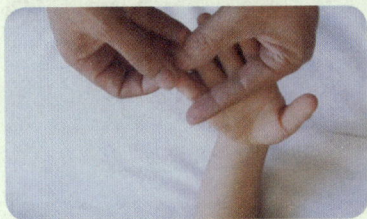

04 推肺经

定位：无名指的螺纹面。

主治：感冒、咳嗽、哮喘、流涕自汗、反复感冒等。

操作：操作者从指间关节推向指尖为清，旋推螺纹面为补。

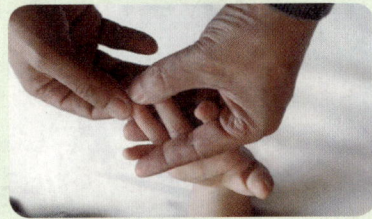

05 大肠经

定位：食指的桡侧缘，从指尖至虎口成一直线。

主治：便秘、厌食等。

操作：由指尖推向虎口为补大肠，相反为清大肠。

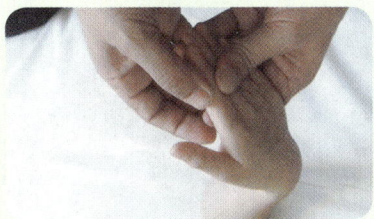

06 小肠经

定位：小指的尺侧缘，从指尖至指根成一直线。

主治：遗尿、尿黄、发热等。

操作：由指尖推向指根为补小肠，相反为清小肠。

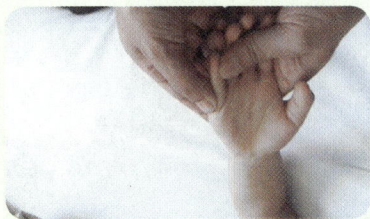

07 心经

定位：中指末节的螺纹面。

主治：烦躁、夜啼、口疮、小便短赤等。

操作：由指间关节推向指尖为清，本穴宜用清法，不宜用补法。

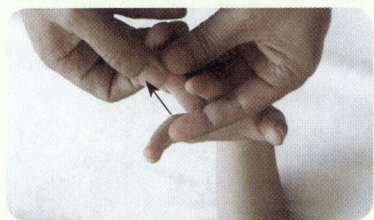

08 肝经

定位：食指末节的螺纹面。

主治：烦躁、惊风、夜啼等。

操作：由指间关节推向指尖，肝经宜清不宜补。

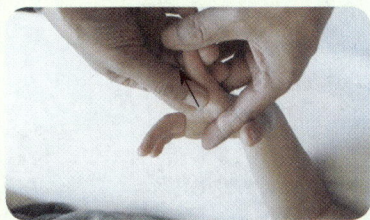

09 揉二人上马

定位：手背第4、5掌指关节后方，两掌骨间凹陷处。

主治：滋阴补肾，利水通淋。

操作：用拇指或中指指腹点揉或掐。

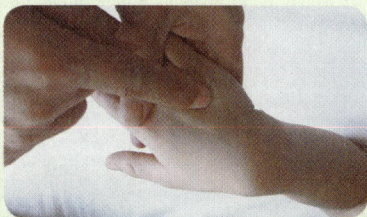

10 推四横纹

定位：双手掌面食指、中指、无名指、小指第一指间关节横纹处。

主治：食积、脘腹胀、疳积等病症。

操作：用拇指的螺纹面从食指横纹向小指横纹处直推。

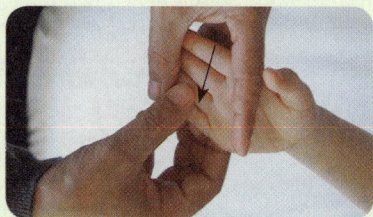

11 揉板门

定位：手掌的大鱼际部平面的中点。

主治：健脾和胃，消食化滞。多用于食积、食滞、厌食、腹胀、腹痛等病症。

操作：用拇指的螺纹面揉按大鱼际的表面。

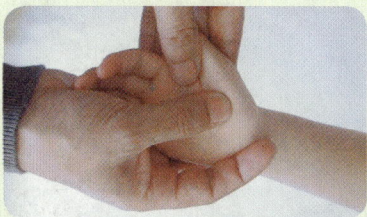

12 运内八卦

定位：手掌掌心为中心，从中心至中指指根距离的2/3为半径做圆。

主治：宽胸利膈，理气化痰，行滞消食。多用于胸闷、气滞、呕吐、厌食、腹胀等病症。

操作：用拇指的螺纹面自小儿手掌的小鱼际处启动，沿顺时针方向经大鱼际至起始处。

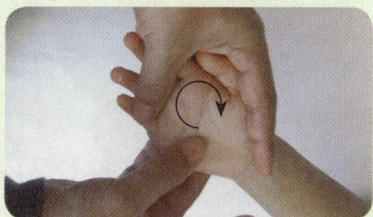

13 运外八卦

定位：手背，与内八卦相对的圆形穴位。

主治：宽胸利膈，理气化痰，行滞消食。多用于胸闷、气滞、呕吐、厌食、腹胀等病症。

操作：用拇指的螺纹面沿顺时针方向做环形摩抚。

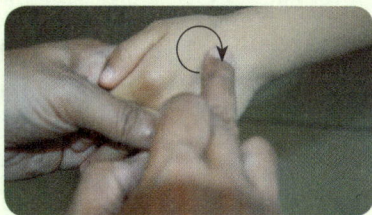

14 推三关

定位：前臂桡侧，腕横纹至肘横纹。

主治：风寒感冒、恶寒、无汗等病症。

操作：食指和中指并拢，自腕横纹向上推至肘横纹。

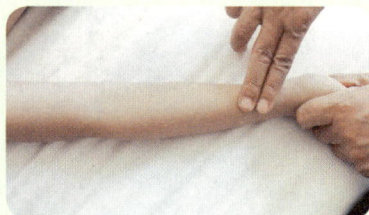

15 退六腑

定位：前臂尺侧，从腕横纹至肘横纹。

主治：发热、烦躁、口臭、目赤、咽痛、便秘等病症。

操作：用拇指或示、中指指面自肘推向腕，称退六腑或推六腑。

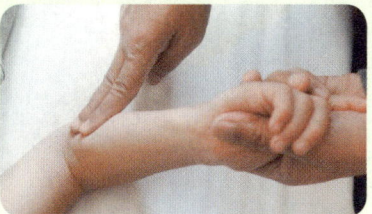

16 推天河水

定位：前臂正中，腕横纹中点至肘部，两筋之间的一直线。

主治：清热解毒，泻火除烦。多用于热症、心烦、口燥咽干、唇舌生疮、头痛等病症。

操作：用示、中指指面自腕推向肘，称为清天河水。

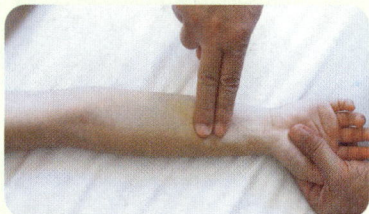

17 合谷

定位：手掌的第1、2掌骨中间肌肉丰厚处。

主治：感冒、头痛、咽痛等病症。

操作：用拇指或中指指腹点揉。

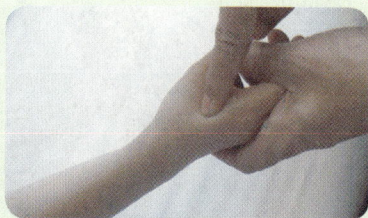

18 内关

定位：前臂掌侧，手腕上2寸，两筋之间。

主治：恶心、呕吐、腹痛、胃痛等病症。

操作：用拇指或中指指腹点揉。

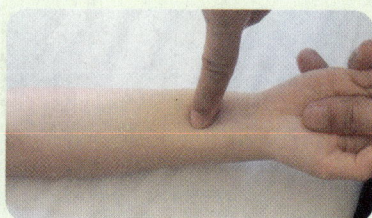

19 神门

定位：前臂尺侧，腕后横纹凹陷处。

主治：失眠、夜啼等病症。

操作：用拇指或中指指腹点揉。

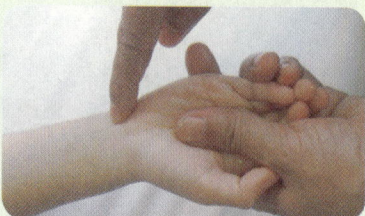

20 拿肩井

定位：大椎与肩峰连线的中点，肩部肌肉隆起处。

主治：惊风、无汗、感冒等病症。

操作：用拇指和其余四指相对拿捏此穴位，并向上提动。

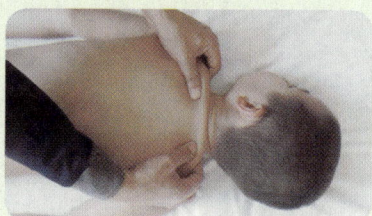

（二）下肢穴

01 点揉足三里

定位：外膝眼下 3 寸，胫骨旁开 1 寸。

主治：脾胃虚弱引起的感冒、厌食、腹胀等病症。

操作：用拇指点揉。

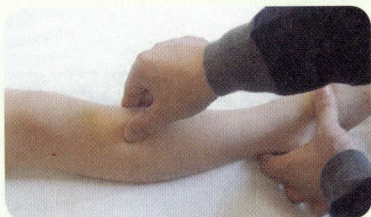

02 点揉光明

定位：小腿的外侧，外踝尖上 5 寸，腓骨的前侧。

主治：各种眼疾，如近视、弱视、视力下降等。

操作：用拇指或中指点揉。

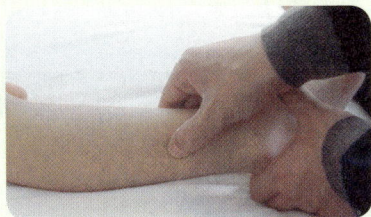

03 点揉三阴交

定位：内踝高点直上 3 寸，胫骨内侧面后缘。

主治：遗尿、消化不良及泌尿系统疾病。

操作：用拇指点揉。

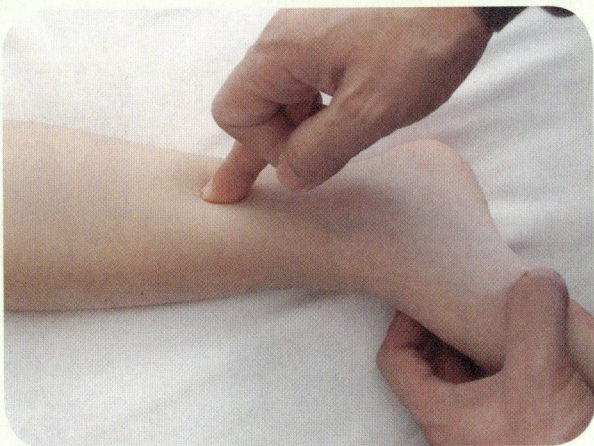

（三）头面部

01 开天门

定位：眉心至前发际成一直线。

主治：头痛、感冒、发热等病症。

操作：两手拇指自下而上地交替直推，为开天门。

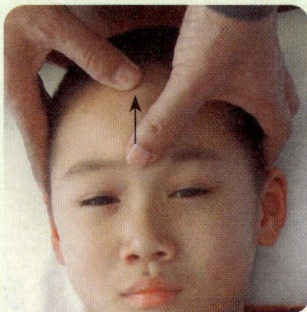

02 推坎宫

定位：自眉心起沿眉毛向眉梢成一横线。

主治：外感、鼻塞、发热、惊风等病症。

操作：两手拇指同时自眉心向眉梢处分推。

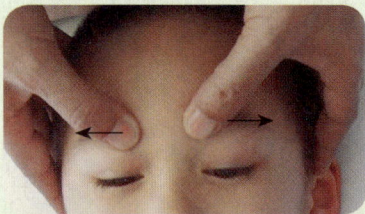

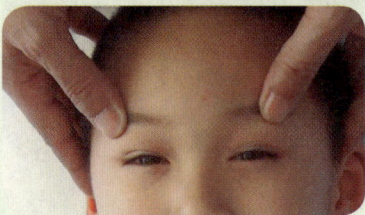

03 揉太阳穴

定位：外眼角与眉梢向后延长线的交点凹陷处。

主治：感冒、头痛等病症。

操作：用两手中指指腹点揉。

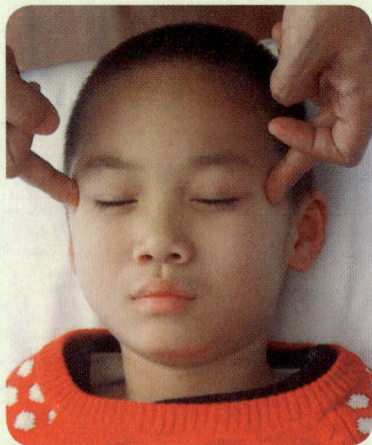

04 耳后高骨

定位：耳后乳突下约 1 寸凹陷处。

主治：疏风解表，镇静安神，定惊。

操作：以两手拇指或中指指腹置于穴位，揉 3 掐 1。

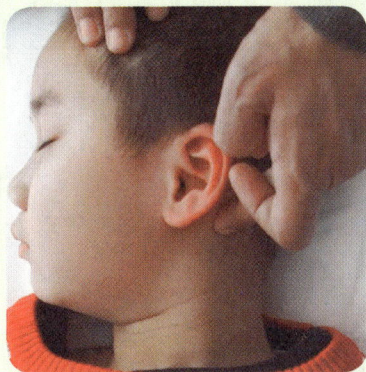

05 揉百会穴

定位：头顶正中线与两耳耳尖连线的交汇处。

主治：升提阳气，安神镇惊，醒脑益智。

操作：用两手拇指或中指指腹在穴位上点揉。

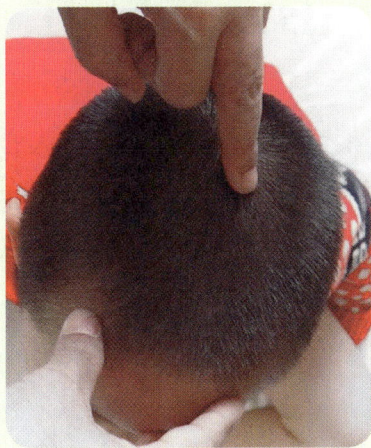

06 拿风池穴

定位：脑后颅骨底斜方肌旁开的凹陷中。

主治：头痛，感冒等。

操作：用拇指和中、食指指腹分别点揉两侧的穴位。

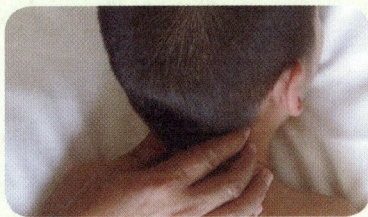

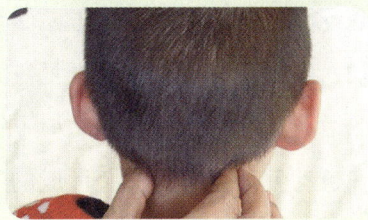

07 推天柱骨

定位：颈后发际正中至大椎穴成一直线。

主治：祛风散寒，降逆止呕，清热。

操作：用拇指或示、中指自上而下直推。亦可拍，亦可取痧，均以皮肤潮红为度。

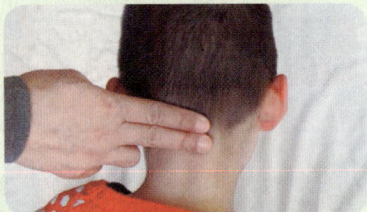

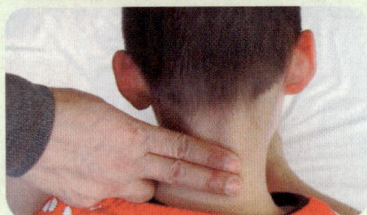

08 点揉神庭穴

定位：发际正中直上0.5寸。

主治：头痛，头晕，目赤肿痛，近视，鼻渊。

操作：用两手拇指或中指指腹在穴位上点揉。

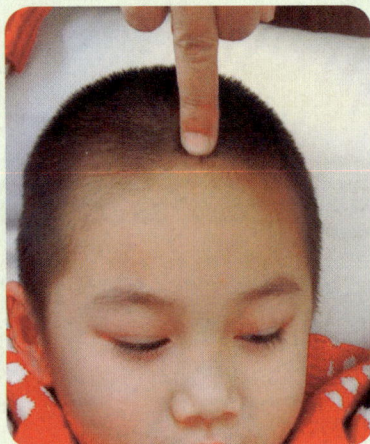

小儿腹部按摩手法的注意事项

（一）操作特点

作用于儿童的推拿手法一般应该是轻柔、触摸，这与作用于成人的手法按摩是有很大区别的，作用于成人的推拿一般要力透到肌层。而儿童由于是纯阳之体，生来还处于原始状态，所有运动都是按自然状态天然而行而动，就如我们现在一些康复研究人员非常重视儿童的运动步伐一样，儿童的运动是天生自然各器官协调的结果，就像处女地，从未受到大脑、情绪、外在被动劳动等成人社会形成的运动模式，所以其经络、筋膜应该是最原始的通透状态，也是最好的状态，所以作用于儿童的手法无须作用到肌部。

所以作用到儿童的手法应在其皮部，重点是其皮部的血液循环及皮部的神经末梢。所以作用于儿童的手法更应该是摸法、擦法等轻柔的手法。

1. 小儿腹部按摩适用于 3 个月至 12 岁的儿童。

2. 不能留长指甲，给小儿治疗时要用温水洗手，防止寒冷刺激小儿。

3. 小儿过饥过饱者，均不利于推拿按摩，最佳的时间应在小儿饭后 1 小时进行。

4. 力度要轻柔舒适，要与婴幼儿进行表情交流，以消除小儿的恐惧感。

（二）小儿腹部按摩的禁忌证

随着社会的进步，人们对于健康的要求及治疗疾病的安全性要求越来越高，所以对于推拿治疗小儿疾病会情有独钟。但是我们也应该对于禁忌证保持清醒。

1. 各种皮肤病，如患处及皮肤破损处，皮肤炎症，疔疮，脓肿等。

2. 严重的心、肝、肺、肾等脏器疾病。

3. 有出血倾向的血液性疾病。

4. 有明显的感染性疾病，如骨结核、骨髓炎、蜂窝织炎等。

5. 有急性传染性疾病等。

（三）小儿腹部按摩过程中的介质选择

在推拿时，为了减轻摩擦，避免皮肤损伤，提高治疗效果，常常在被按摩的皮肤表面使用一些介质，常用的介质如下。

1. 医用滑石粉，可润滑皮肤，减少皮肤摩擦，保护小儿的皮肤，无论寒热虚实，一年四季都可以使用，是小儿推拿中最常用的一种介质。

2. 爽身粉有润滑皮肤和吸水性强的特点，质量好的爽身粉可代替滑石粉。

3. 生姜汁取鲜生姜适量切碎，捣烂，取汁使用。可用于风寒感冒，或寒邪引起的胃痛、呕吐、腹泻等。

4. 葱白汁取葱白适量切碎，捣烂，取汁使用。可用于风寒感冒引起的头痛、恶寒等。

5. 鸡蛋清用于消化不良、烦躁失眠、手足心热等虚热或消耗性热病。

6. 薄荷水取鲜薄荷叶浸泡于适量的开水中，容器加盖存放 8 小时后，去渣取液使用。可用于风热感冒或热性病引起的头痛、目赤、咽痛等。

7. 香油用于热性病的介质，也可以用于背部刮痧的介质。

实战篇

小儿常见疾病的实用调理法

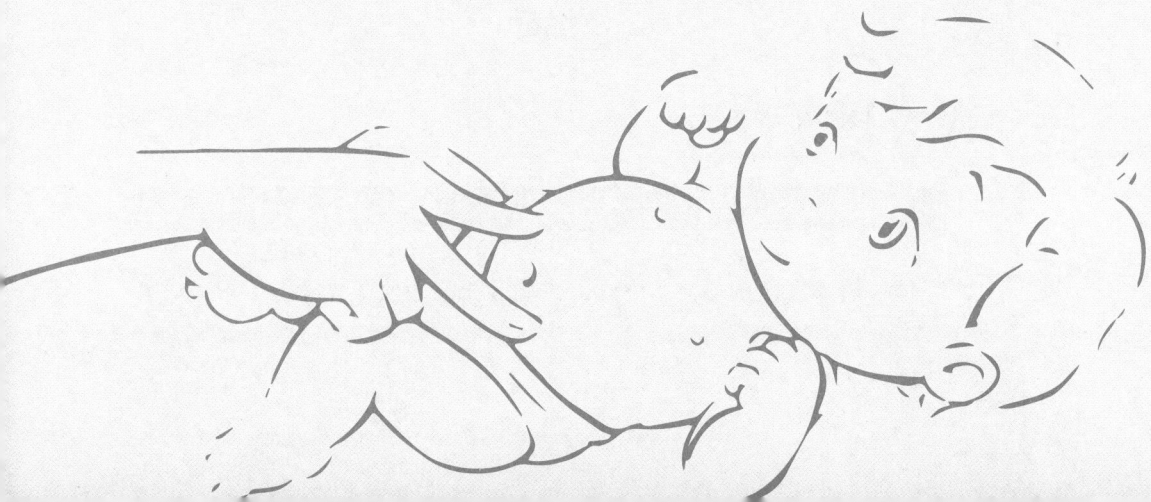

发热

发热是指体温异常升高，超过基础体温 1 摄氏度以上。儿童时期正常体温较成人稍高，且昼夜波动较大，但范围不超过 1 摄氏度。一般舌下温度超过 37.5 摄氏度，腋下温度超过 37.4 摄氏度，可认为发热。

一、病因

（一）感染性疾病

感染性疾病是发热最常见和最主要的原因，是由细菌、病毒、寄生虫等致病微生物侵入人体，产生致病物质，这些病原体及其产生的毒素或代谢产物在人体内经血流刺激体温调节中枢而发热。

（二）非感染性疾病

某些非感染性疾病，如大面积烧伤、烫伤、内出血等，可以产生致热物质，也可引起发热，这与体内大量蛋白质分解有关。其他如恶性肿瘤、白血病、某些变态反应性疾病、药物过敏，以及结缔组织疾病、中暑、脱水、甲状腺功能亢进、暑热病、疫苗接种、输血等情况，均因组织的破损、蛋白质分解、异型蛋白质的刺激（某些人对鸡蛋、鱼、虾等所含的蛋白质过敏），以及致热源物质的释放等而引起发热。

二、治疗

（一）腹部常规手法

01 开璇玑

部位：璇玑穴，胸部前正中线上，胸骨上窝中央下 1 寸。

操作：以两手拇指或四指同时从璇玑穴自上而下依次从正中分推至季肋部8次。

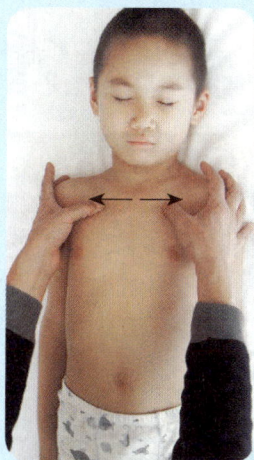

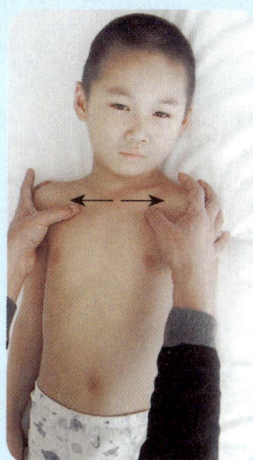

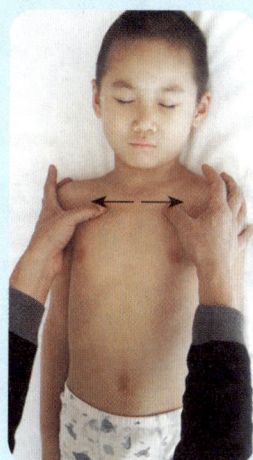

02　分推腹阴阳

两手拇指指腹从剑突起，分别朝胸胁部两边分推，边推边从上向下移动，直至脐平面10次。

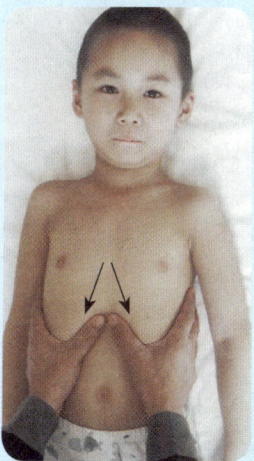

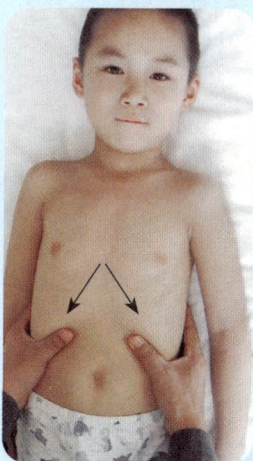

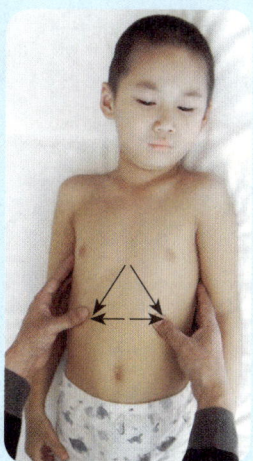

03 搓胁肋

两手置于患儿腋下，从上至下依次推抹搓揉 10~20 次，最后一次搓揉至脐平面时，双手拇指同时点按两侧天枢穴。此为 1 遍，操作 3~6 遍。

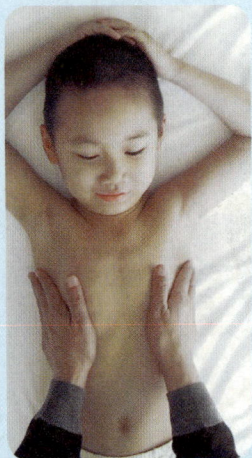

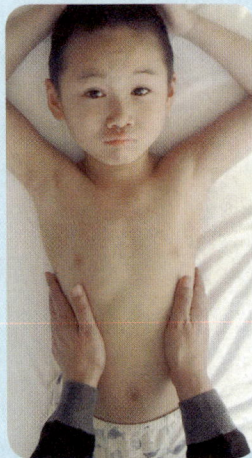

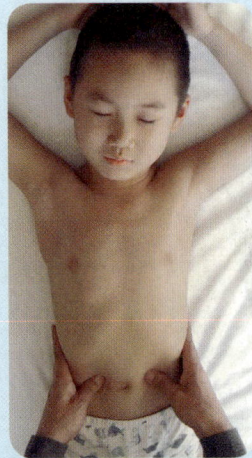

04 推任脉

两手交替从巨阙穴向下直推至脐部 24 次。

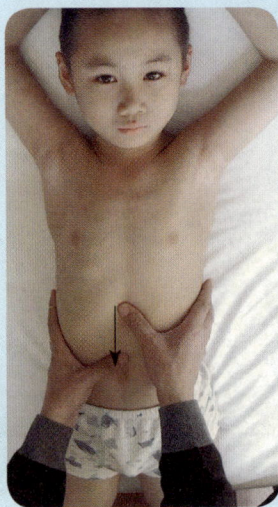

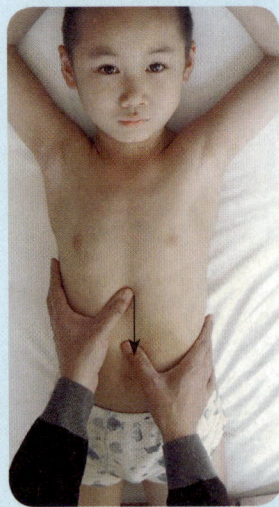

05 摩中脘

两手搓热，以右手劳宫穴对应中脘顺时针摩抚1~2分钟。

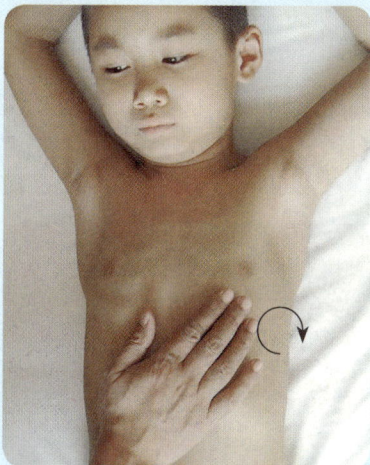

06 摩神阙

两手搓热，以右手劳宫穴对应神阙穴顺时针摩抚1~2分钟。

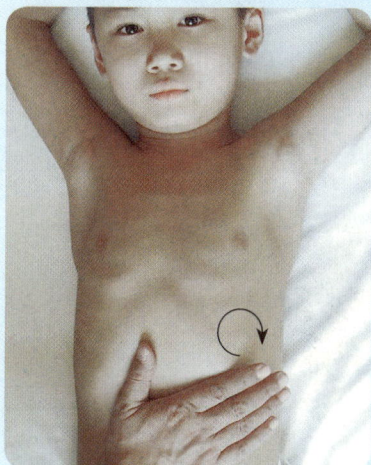

07 气沉丹田

从脐部向下推至耻骨联合部1分钟。

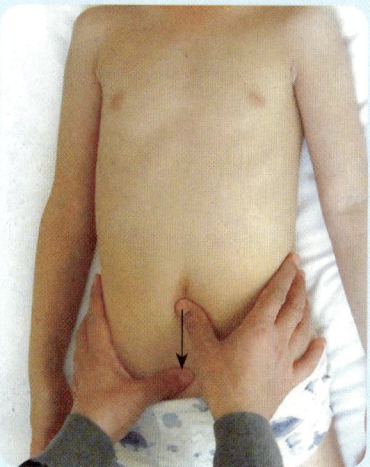

08 拿腹

根据孩子年龄的大小，两手或单手在腹部施行拿法半分钟。

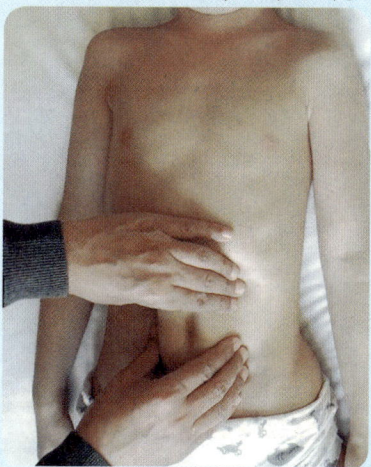

（1）直推三经五线各 3 次。

（2）摩腹 100 次。

（3）点揉水分 100 次。

（4）点揉天枢 100 次。

（二）其他手法

01 开天门 24 次。

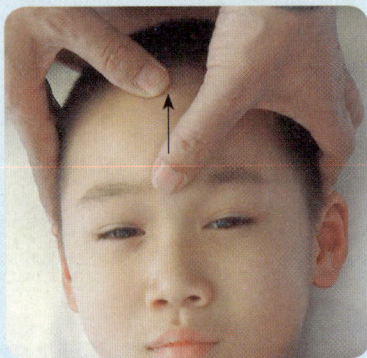

02 推坎宫 24 次。

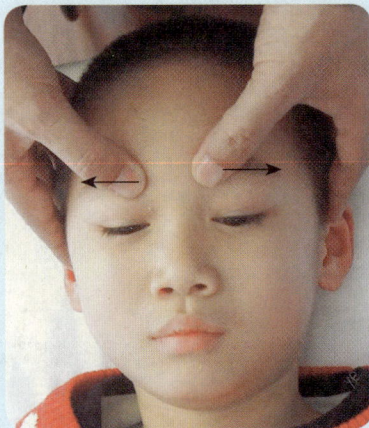

03 揉太阳穴 24 次。

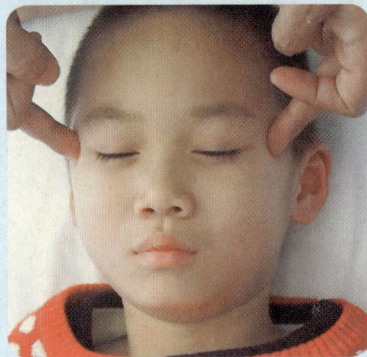

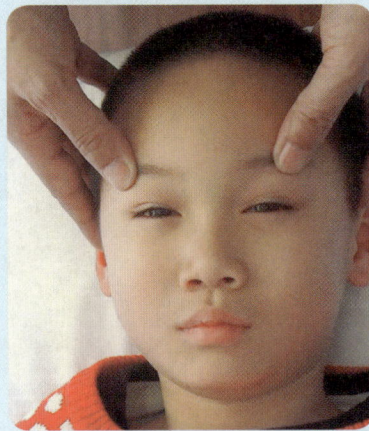

04 揉耳后高骨 24 次。

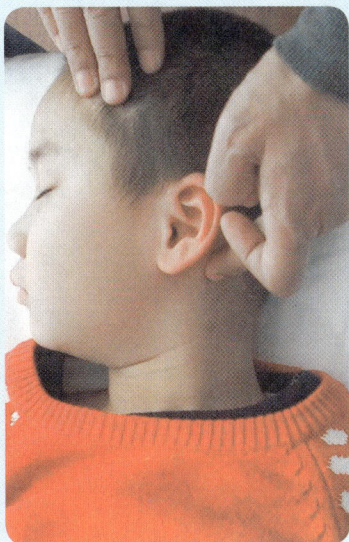

如果小儿发热、头痛，可酌情增加推拿次数，同时可在印堂处拿手进行挤压，以印堂局部发红发紫为度，甚至可以消毒后用一次性取血针头点刺出血，挤压出血数滴，可缓解头痛。

05 清肺经 300 次。

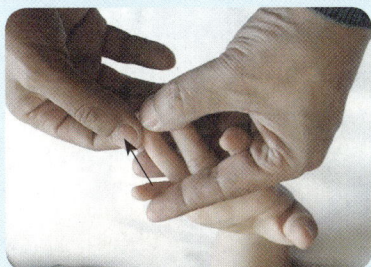

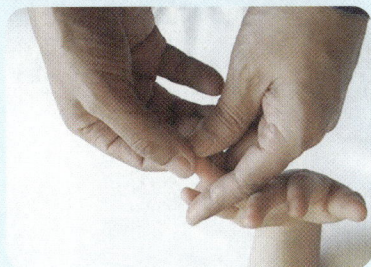

06 清肝经 300 次。

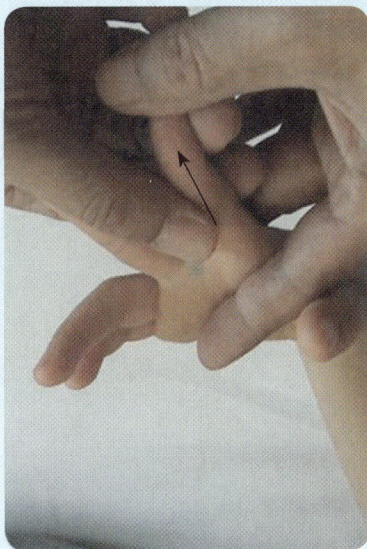

07 清天河水 400 次。

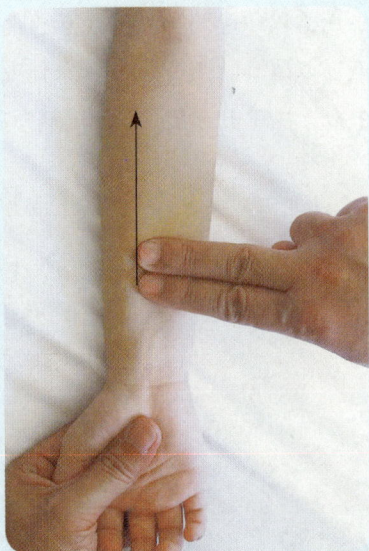

08 推上三关 600 次。

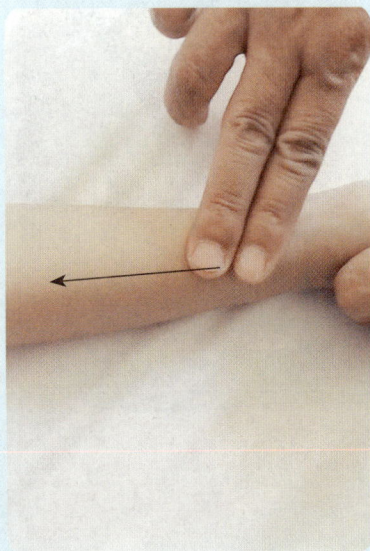

09 退六腑 400 次。

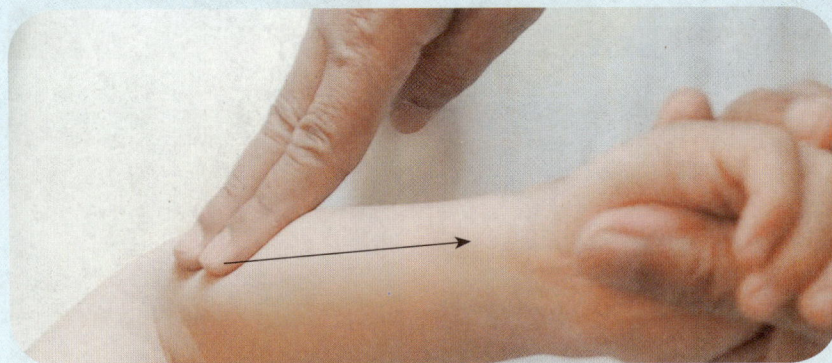

如果小儿无汗以退上三关为主，退六腑次之，如果热度大，大便秘结，以退六腑为主，退上三关次之，根据临床酌情处理。

（三）督脉调理

01 沿着背部督脉及膀胱经五条线用拨、摸、啄法各做3遍。捏肌做4遍，捏肌及提法再做1遍。捏肌共5遍。在大椎穴、风门穴、肺俞、膏肓等肩胛与脊柱之间的区域可适当多做摸法和擦法，至局部潮红潮湿为度。

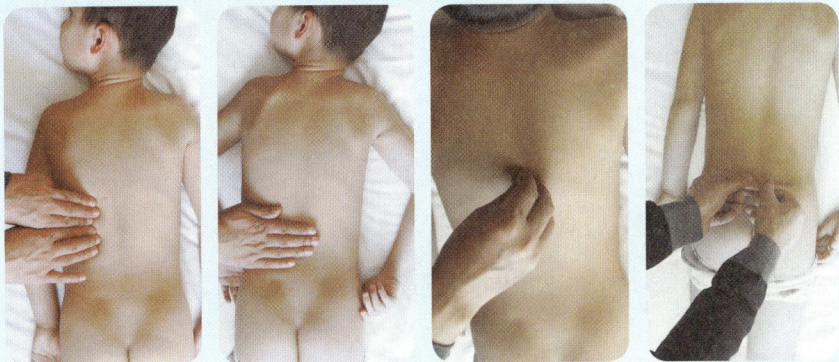

由于婴幼儿较小，父母手指相对较大，膀胱经的左右各两条线可以左右各一条线操作。

02 推天柱骨300次，以局部潮红为度。

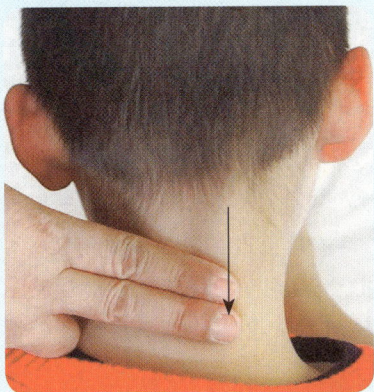

03 拿肩井9次。

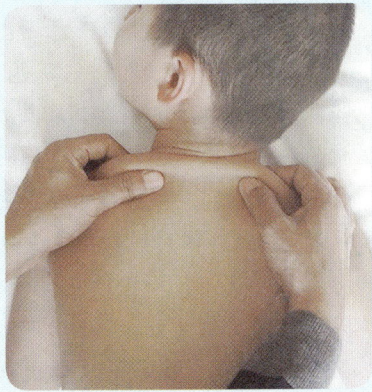

三、方药膳食调理

1.葱白板蓝根汤：如若小儿有发热、恶寒的症状，尤其是发热初期，可以切葱白（带葱须）2~3段，板蓝根 1~2 袋，加水若干煮 10 分钟后服用。根据恶寒程度决定葱白的多少；发热的程度决定板蓝根的多少，家长可酌情处理。

2.面片汤：感冒发热后，胃口受损可同时做点面食，以汤为主，少油。如白萝卜面片汤，以水煮姜，开水后放入萝卜丝，然后放面片，最后少放点葱白、盐、香油调味即可。

3.发热期要不断给孩子喝白开水，使其排尿增多。

4.热退后可服启脾丸调养脾胃 1 周。

四、注意事项

1.密切观察小儿的精神状态，体温变化，以及体温变化同精神状态的关系。

2. 发热 38.5~39 摄氏度者，可口服退热药。同时可口服银黄颗粒、双黄连等其中一种药物即可。若有细菌感染，可口服低端抗生素。服药期间可不断按摩，尤其是在温度的上升期。

> **编者按：**
>
> 　　小儿发热时大人首先要冷静，如果担心可到附近医院就诊，验一下血，明确诊断，然后遵循以下原则：能物理治疗就不吃药，能吃药就不打针，能打针就不输液。即使吃药也要循序渐进，从低端开始，如抗生素先选择阿莫西林等，抗病毒药物先从银黄颗粒、双黄连开始，而不是一上来就用头孢类三代、四代，中药使用清开灵等苦寒伤阳之品。在感冒初期，譬如小儿出现喉咙疼痛，轻微头痛，或者流鼻涕，只要给孩子喝点感冒清热颗粒，或者银黄颗粒，多喝白开水，尤其是晚上这样做效果更好，基本上第二天就好了。关于剂量的问题，建议加大剂量，以说明书剂量的上限或者固定剂量的 1.5~2 倍即可。剂量的问题需要家长多观察孩子的情况来定，时间长了就能总结出来，不能生搬硬套，刻舟求剑。

腹泻

小儿腹泻是多病原、多因素引起的以泄泻为主的一组疾病，多发生在5岁以下的小儿，尤以2岁内的婴幼儿多见，夏季末及秋季初发病最高。尤其以轮状病毒引起的腹泻居多，可能是由于婴幼儿的消化系统发育不成熟，功能不完善，神经调节差，胃酸与消化酶分泌较少，酶的活力低等特点，因饮食不当，引起肠道菌群失调而引起腹泻。临床表现为大便次数多，每日5～6次，甚则十几次，大便呈蛋花汤样便，或水样便，排便甚至呈喷射状，极易造成水、电解质紊乱，引起脱水、酸中毒等危症。

一、病因

小儿脾胃功能薄弱，对外界不良刺激敏感，容易发生腹泻，腹泻久了又会反过来进一步伤脾胃，久而久之，这样的恶性循环还会影响小儿的营养和发育。所以发生在小儿身上的问题小只是暂时的，不加以注意都能演变成大问题！

如果腹泻时小儿出现体温升高，无精打采，啼哭无泪，眼眶下陷，就要提高警惕了。这是重度腹泻的信号，要小心脱水、酸中毒、电解质紊乱等危险因素，需要立即去医院治疗。

二、治疗

（一）腹部常规手法

01　开璇玑

部位：璇玑穴，胸部前正中线上，胸骨上窝中央下1寸。

操作：以两手拇指或四指同时从璇玑穴自上而下依次从正中分推至季肋部 8 次。

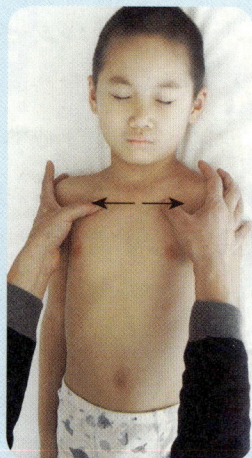

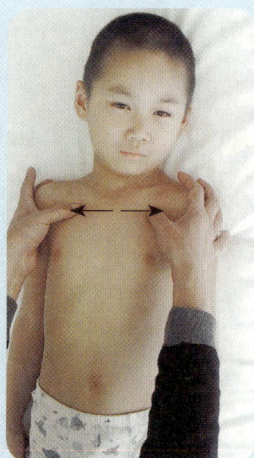

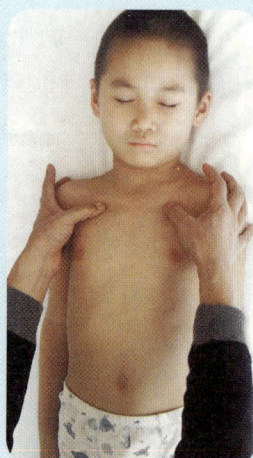

02 分推腹阴阳

两手拇指指腹从剑突起，分别朝胸胁部两边分推，边推边从上向下移动，直至脐平面 10 次。

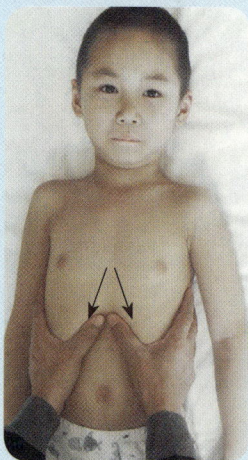

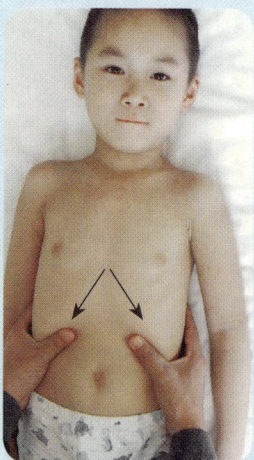

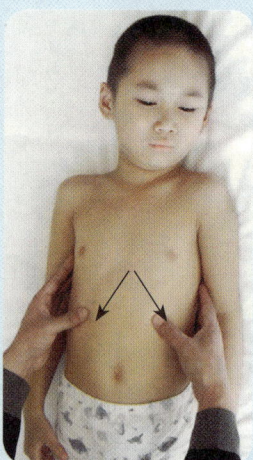

03 搓胁肋

两手置于患儿腋下，从上至下依次推抹搓揉 10~20 次，最后一次搓揉至脐平面时，双手拇指同时点按两侧天枢穴。此为 1 遍，操作 3~6 遍。

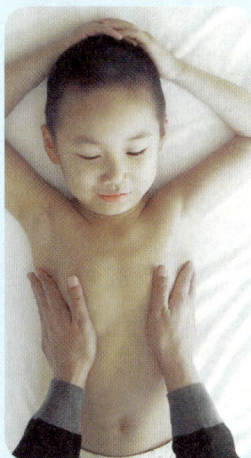

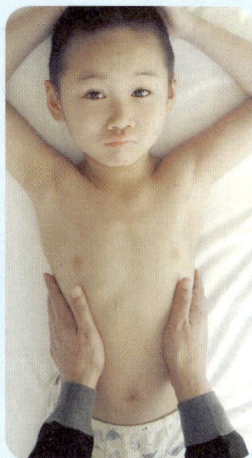

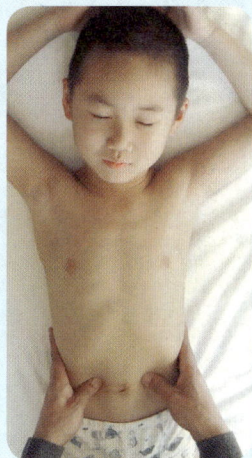

04 推任脉

两手交替从巨阙穴向下直推至脐部 24 次。

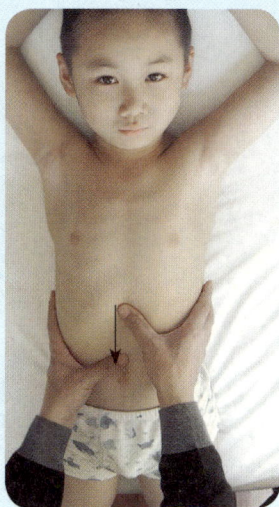

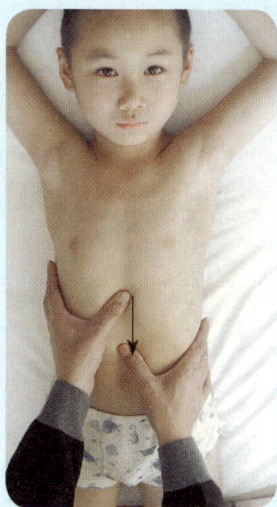

05 摩中脘

两手搓热，以右手劳宫穴对应中脘顺时针摩抚1~2分钟。

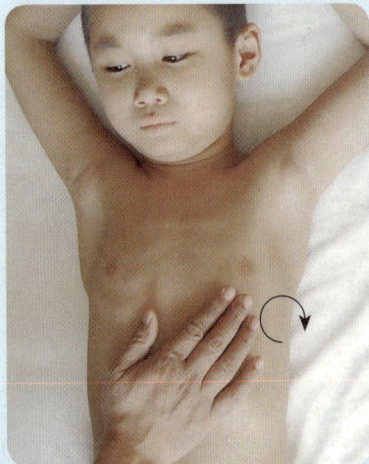

06 摩神阙

两手搓热，以右手劳宫穴对应神阙穴顺时针摩抚3分钟，逆时针摩抚3分钟。

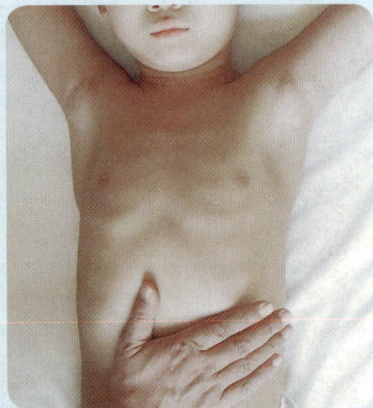

07 气沉丹田

从脐部向下推至耻骨联合部1分钟。

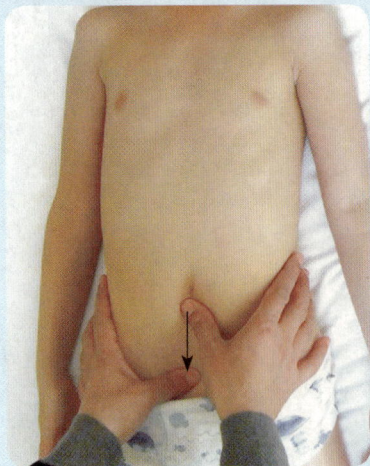

08 拿腹

根据孩子年龄的大小，两手或单手在腹部施行拿法半分钟。

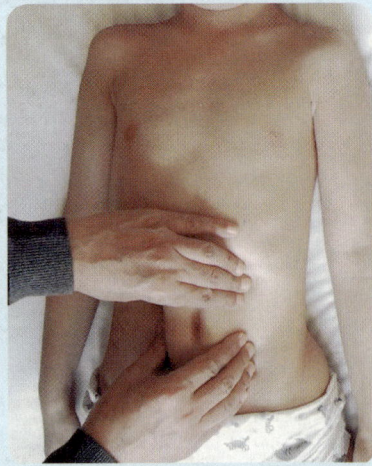

（1）直推三经五线各 3 次。

（2）摩腹 100 次。

（3）点揉水分 100 次。

（4）点揉天枢 100 次。

（5）点揉关元 100 次。

（二）其他手法

01 补脾经 300 次。

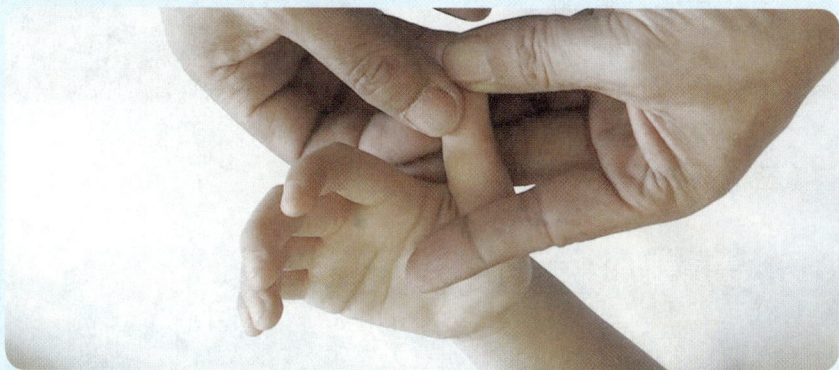

02 清补大肠经 400 次。

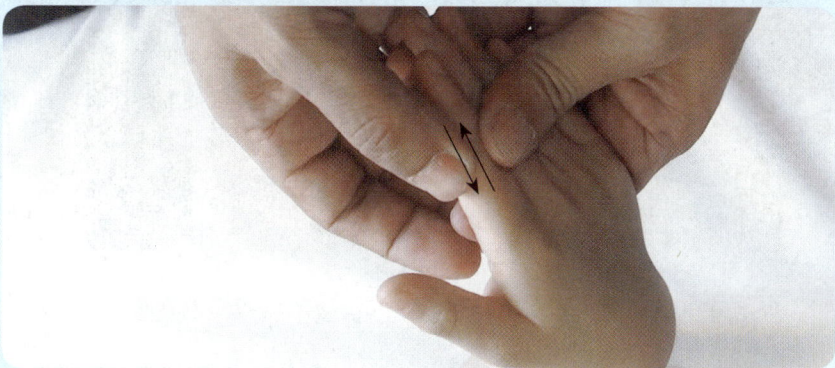

03 揉外劳宫 300 次。

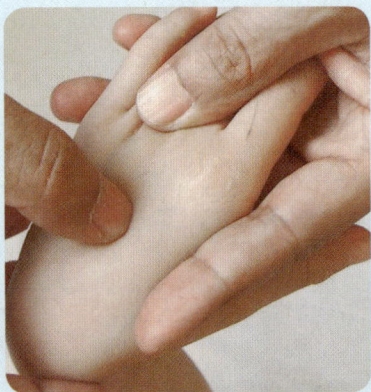

04 运外八卦 300 次。

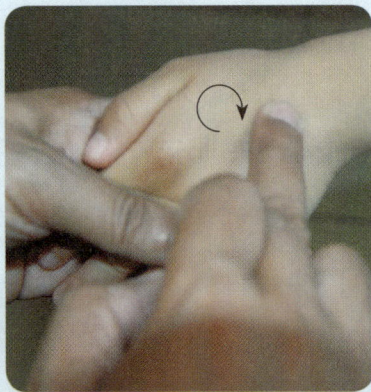

（三）督脉调理

01 沿着背部督脉及膀胱经五条线用拨、摸、啄法各做 3 遍。捏肌做 4 遍，捏肌及提法再做 1 遍。捏肌共 5 遍。在脾俞、胃俞、肾俞，尤其是腰骶部、八髎穴等部位可适当多做摸法和擦法，以局部潮红潮湿为度。

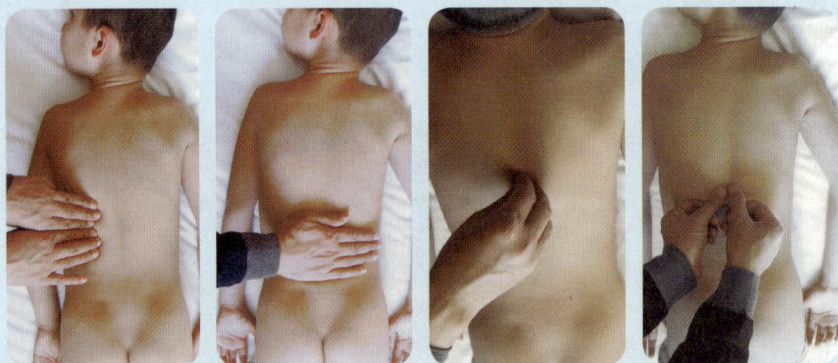

由于婴幼儿较小，父母手指相对较大，膀胱经的左右各两条线可以左右各一条线操作。

02 推上七节骨 400 次，以局部潮红为度。

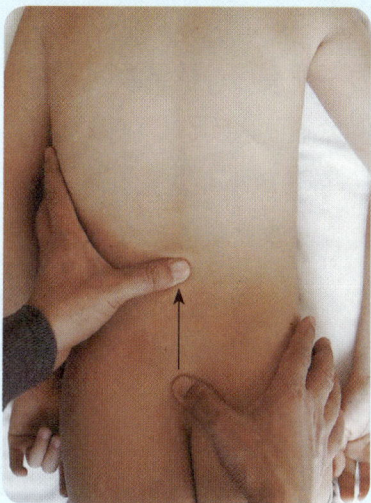

03 点揉龟尾 400 次。

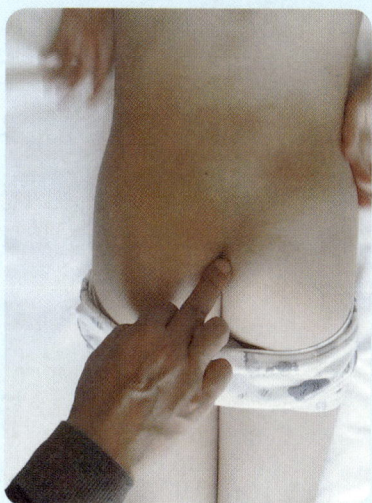

04 拿肩井 9 次。

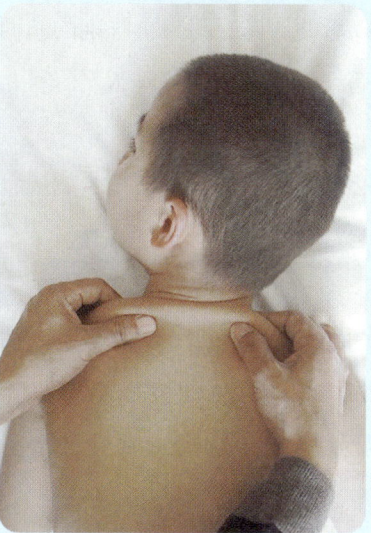

三、方药膳食调理

1. 补充水分：小儿腹泻一定要注意饮食，刚开始会有轻度脱水的状况，这时要给小儿补充水分，比如自制糖盐水或者咸稀饭。给小儿喂食时要少食多餐，由少至多，由稀至浓。

2. 山药粥

原料：山药适量。

方法：山药炒熟后研成粉末，每次20～30克，沸水冲服，每日1次。

小儿厌食

小儿厌食是小儿的常见症状，就是一般所说的不想吃东西或见食不贪，甚至拒食。此为儿童摄食行为异常的一种疾病，各年龄阶段的儿童均可发生，但以1~6岁的小儿多见。若由外感或内伤等疾病引起的食欲缺乏则不属于本病的范畴。本病迁延日久，可导致小儿营养不良、贫血、佝偻病及免疫力低下，对于儿童的生长发育、营养状态和智力发展也有不同的影响。

一、病因

（一）不良的饮食习惯

长期高蛋白、高糖的浓缩饮食常引发食欲缺乏，在饭前吃糖果等零食，以及吃饭不定时、生活不规律，均会影响食欲。或者餐前做了剧烈运动，进食的时候玩玩具、看书等，也会不想吃东西。

（二）偏食

有些小儿只喜欢吃一种食物，吃多了以后便厌味，不想再吃别的东西，目前市面上销售的饮料很多，小儿也喜欢喝，喝多了就不想吃饭。

（三）强迫孩子多吃

父母强迫孩子多吃，小儿易产生逆反心理，对吃饭厌烦。如长期厌食，容易引起胃肠道的消化功能减退，更会影响食欲，从而形成恶性循环。

（四）各种急、慢性疾病

如营养不良、贫血、佝偻病、结核菌感染、缺锌、急性发热以后，以及长期服用某些药物，如红霉素、磺胺等，也可使食欲不振。年长的儿童食欲不振要注意是否有神经性厌食症，对这些儿童要进行心理教育。

二、治疗

（一）腹部常规手法

01 开璇玑

部位：璇玑穴，胸部前正中线上，胸骨上窝中央下1寸。

操作：以两手拇指或四指同时从璇玑穴自上而下依次从正中分推至季肋部8次。

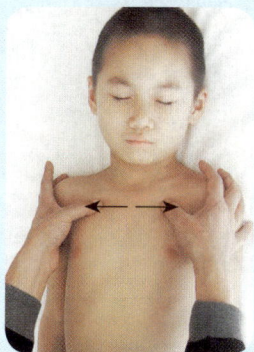

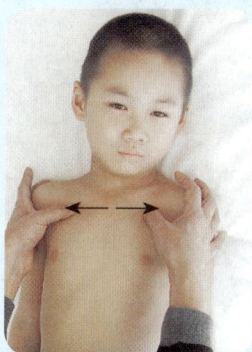

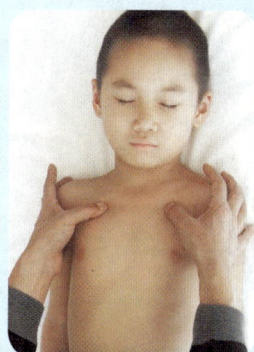

02 分推腹阴阳

两手拇指指腹从剑突起，分别朝胸胁部两边分推，边推边从上向下移动，直至脐平面10次。

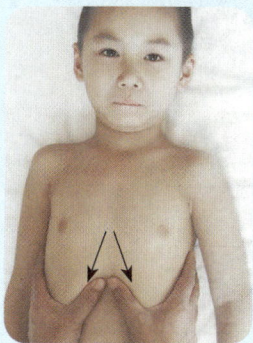

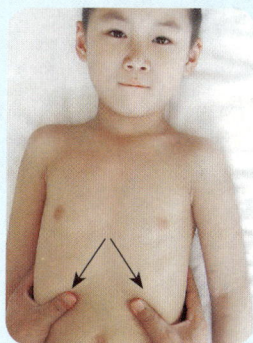

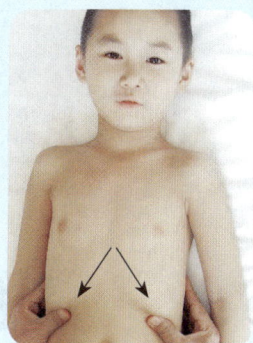

03 搓胁肋

两手置于患儿腋下，从上至下依次推抹搓揉 10~20 次，最后一次搓揉至脐平面时，双手拇指同时点按两侧天枢穴。此为 1 遍，操作 3~6 遍。

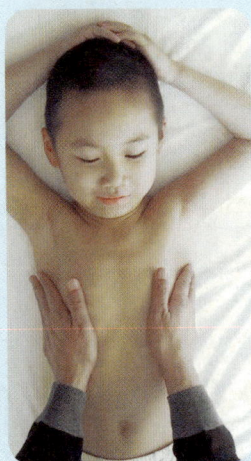

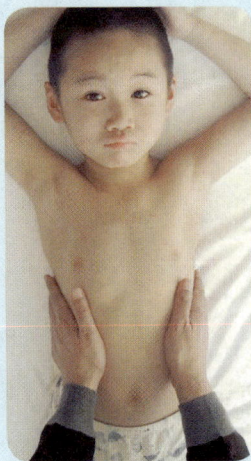

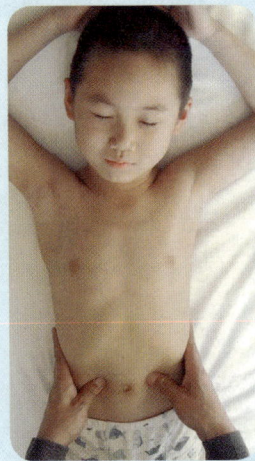

04 推任脉

两手交替从巨阙穴向下直推至脐部 24 次。

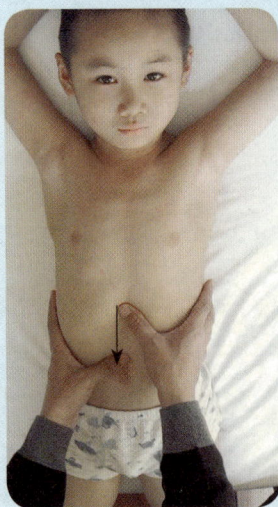

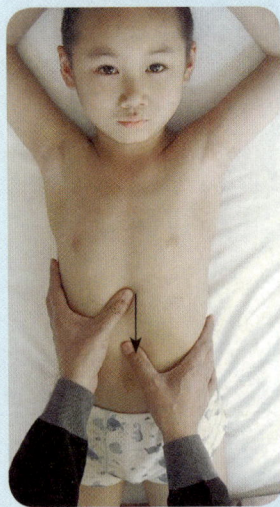

05 摩中脘

两手搓热，以右手劳宫穴对应中脘顺时针摩抚1~2分钟。

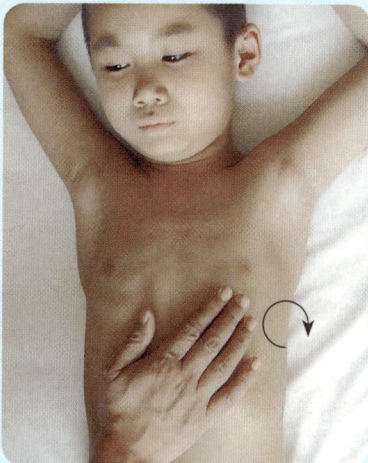

06 摩神阙

两手搓热，以右手劳宫穴对应神阙穴顺时针摩抚1~2分钟。

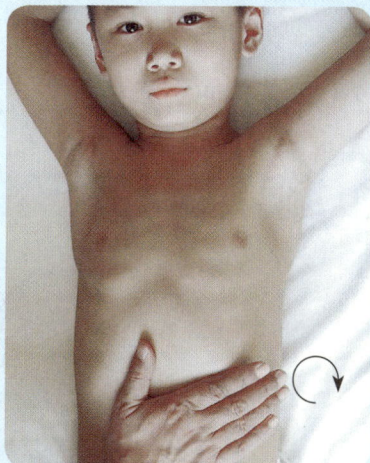

07 气沉丹田

从脐部向下推至耻骨联合部1分钟。

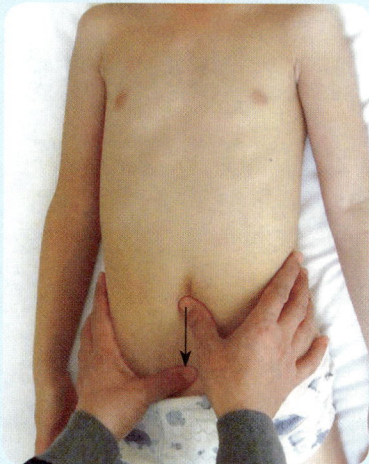

08 拿腹

根据孩子年龄的大小，两手或单手在腹部施行拿法半分钟。

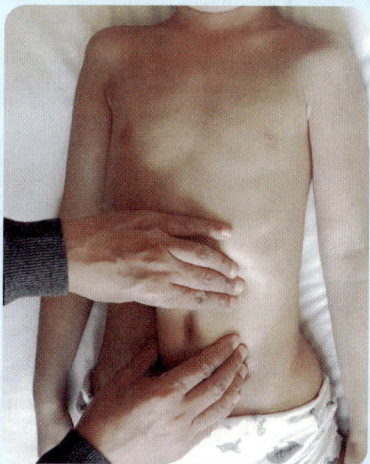

（1）直推三经五线各 3 次。

（2）摩腹 100 次。

（3）点揉水分 100 次。

（4）点揉天枢 100 次。

（5）点揉巨阙 100 次。

（二）其他手法

01 补脾经 300 次。

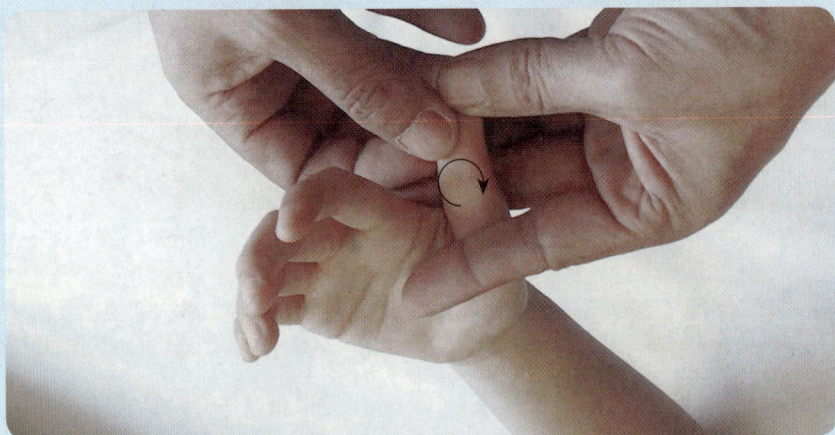

02 掐揉板门，揉 3 掐 1，约 10 遍。

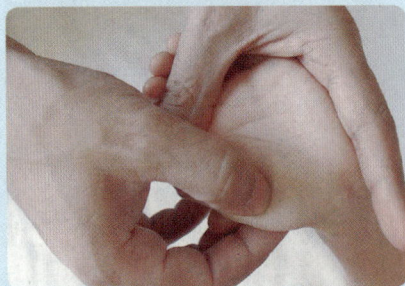

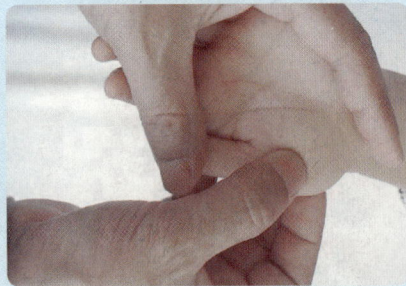

03 运内八卦 400 次。

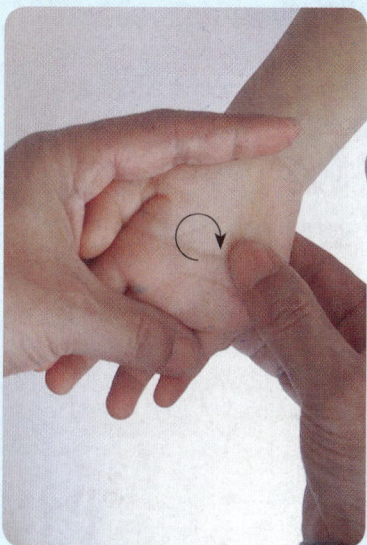

05 点揉足三里 50 次。

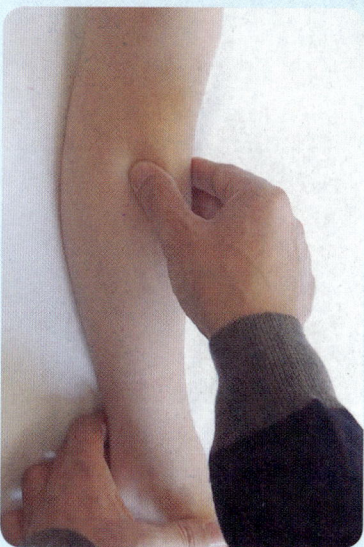

04 推掐揉四横纹。

横向推四横纹 200 次，再纵向推每一横纹令热，继从食指纹路起依次至小指，每指揉 3 掐 1，为 1 遍，共 5 遍。

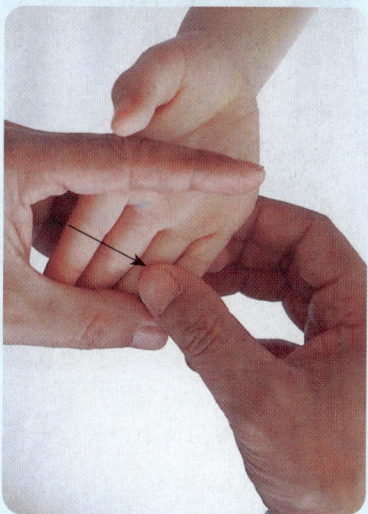

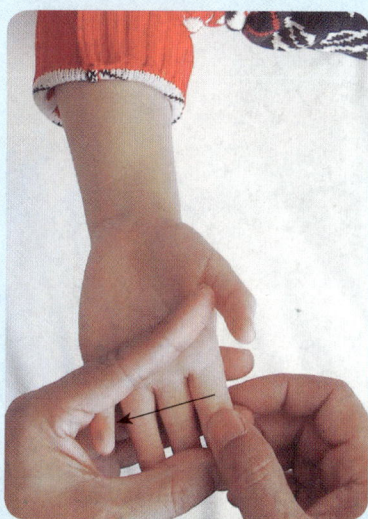

（三）督脉调理

01 调督脉。

沿着背部督脉及膀胱经五条线用拨、摸、啄法各做3遍。捏肌做4遍，捏肌及提法再做1遍。捏肌共5遍。在脾俞、胃俞、肝俞、胆俞、三焦俞等部位可适当多做摸法、擦法、捏法、提法，至局部潮红潮湿为度。

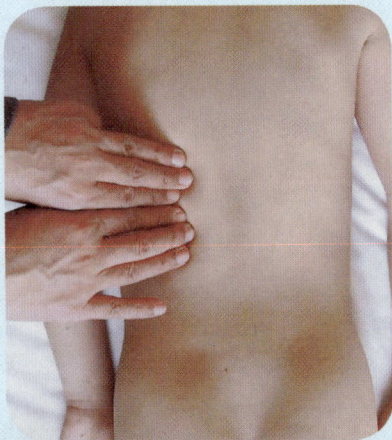

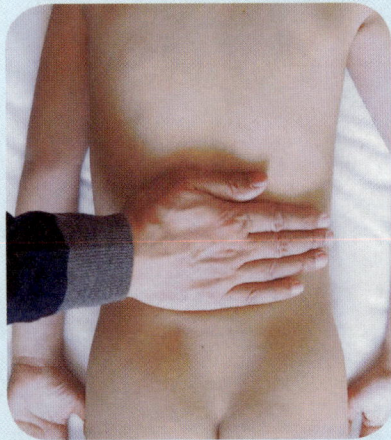

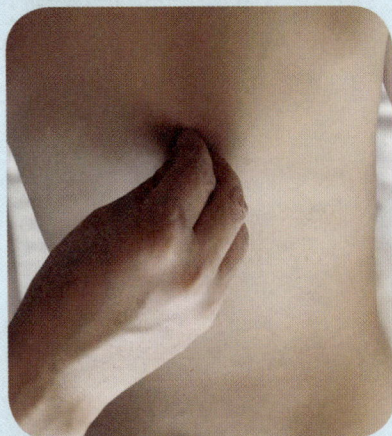

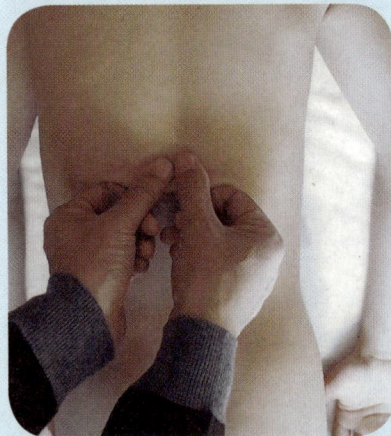

由于婴幼儿较小，父母手指相对较大，膀胱经的左右各两条线可以左右各一条线操作。

02 拿肩井 3 次。

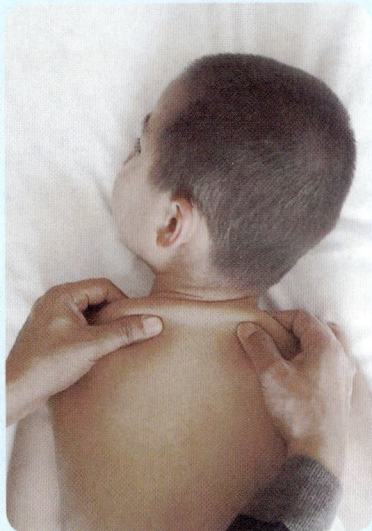

三、方药膳食调理

1. 可服用启脾丸，或大山楂丸，或健脾丸。

2. 其他

（1）山药汤圆

原料：山药 50 克，糯米粉 500 克，白糖 90 克。

方法：先将山药蒸熟捣碎，加入白糖，调成馅备用，然后将糯米粉分成小团，包山药馅，搓成好吃又好看的汤圆。

（2）麦芽山楂糕

原料：大麦芽 100 克，山楂 50 克，糯米粉 (炒)150 克，白糖 75 克。

方法：将以上原料碾碎拌匀，加少量蜂蜜，压成方块糕，蒸熟即可。

四、注意事项

1. 脾胃虚弱的孩子不要喂太多，孩子不吃时不要追着喂，能吃多少算多少，避免伤食。

2. 注意饮食搭配，不要给孩子吃太多油腻的食物。

3. 养成一日三餐定时定量的习惯，少吃零食，少喝冷饮。

4. 不能因为工作忽略孩子的身体，要经常带孩子到户外活动，多晒太阳，增强体质。

小儿遗尿

小儿 3 岁以后经常发生，或 5 岁以后有时在睡眠中不自主的排尿，称为遗尿症。

一、病因

遗尿可分为功能性和器质性两大类。绝大多数是功能性的，是由大脑皮质及皮质下中枢功能失调引起的。

（一）功能性遗尿

1. 遗传因素：据统计约 70% 的患儿其近亲幼时也有遗尿的情况。

2. 教养或心理因素：家长忽视对小儿排尿习惯的训练；小儿心理或精神方面的障碍，如小儿幼时得不到父母良好的照顾；生活环境的突然改变，如刚进托儿所全托或领养给别人等；日间尤其是傍晚活动量过大，过于疲劳；临睡前看电视时间过长，引起精神过度紧张等。

（二）器质性遗尿

1. 泌尿系统疾病：某些患泌尿系统感染的小儿或包皮过长、包茎的男孩，可因局部刺激引起遗尿。

2. 神经系统疾病：隐性脊柱裂、脊髓损伤、脑炎后遗症、癫痫、智能低下也可以引起遗尿。

3. 其他：糖尿病或尿崩症患儿，可引起尿量过多而遗尿。

二、治疗

（一）腹部常规手法

01 开璇玑

部位：璇玑穴，胸部前正中线上，胸骨上窝中央下1寸。

操作：以两手拇指或四指同时从璇玑穴自上而下依次从正中分推至季肋部8次。

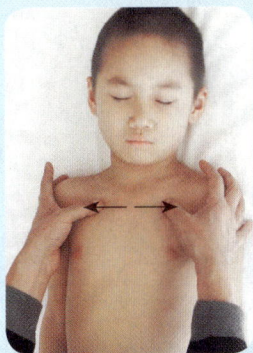

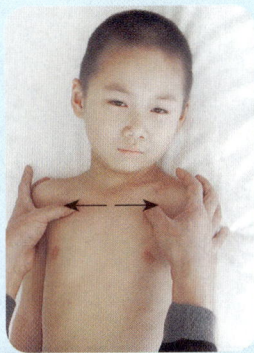

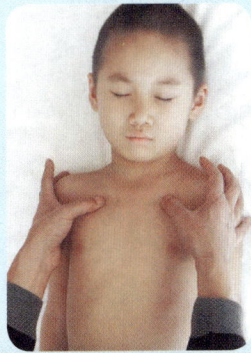

02 分推腹阴阳

两手拇指指腹从剑突起，分别朝胸胁部两边分推，边推边从上向下移动，直至脐平面10次。

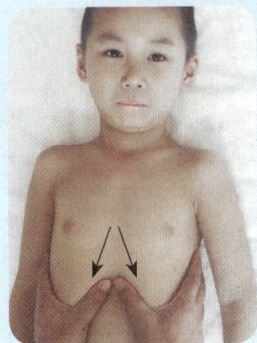

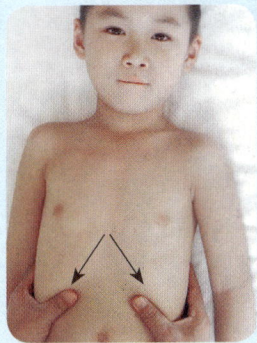

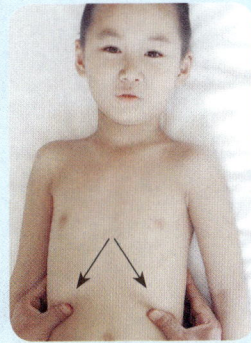

03 搓胁肋

两手置于患儿腋下，从上至下依次推抹搓揉 10~20 次，最后一次搓揉至脐平面时，双手拇指同时点按两侧天枢穴。此为1遍，操作3~6遍。

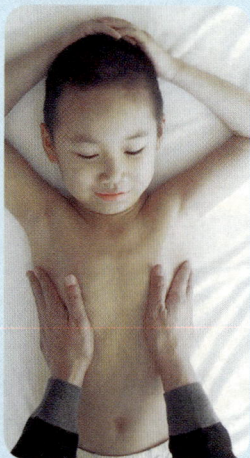

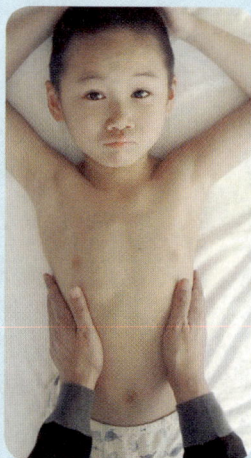

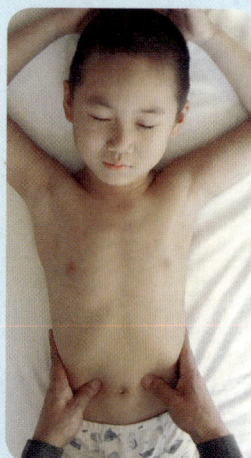

04 推任脉

两手交替从巨阙穴向下直推至脐部24次。

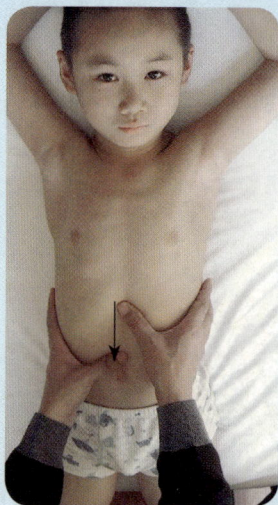

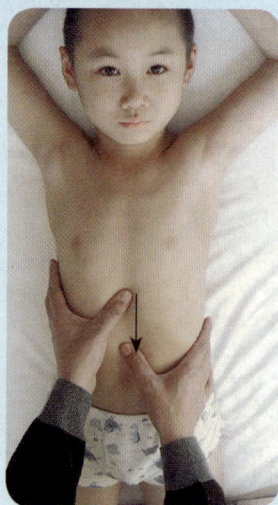

05 摩中脘

两手搓热，以右手劳宫穴对应中脘顺时针摩抚1~2分钟。

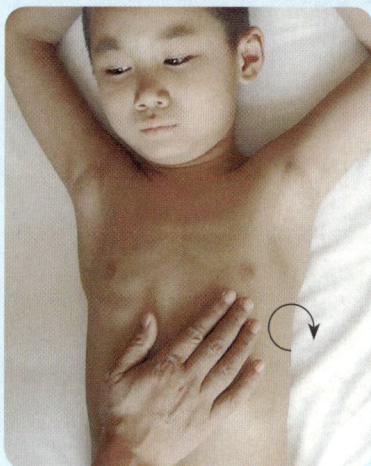

06 摩神阙

两手搓热，以右手劳宫穴对应神阙穴顺时针摩抚1~2分钟。

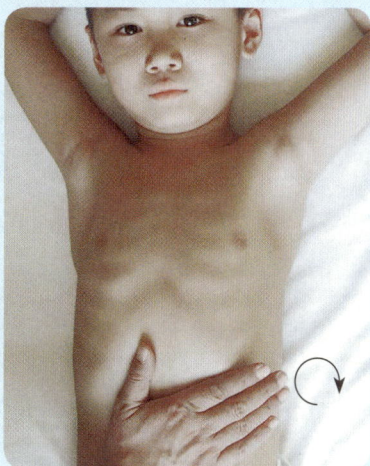

07 气沉丹田

从脐部向下推至耻骨联合部1分钟。

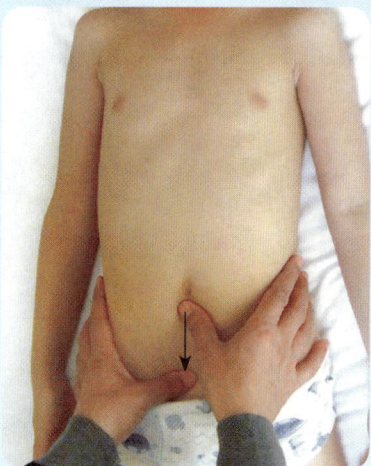

08 按揉关元穴

两手搓热，以右手劳宫穴对应关元穴顺时针摩抚5～10分钟。

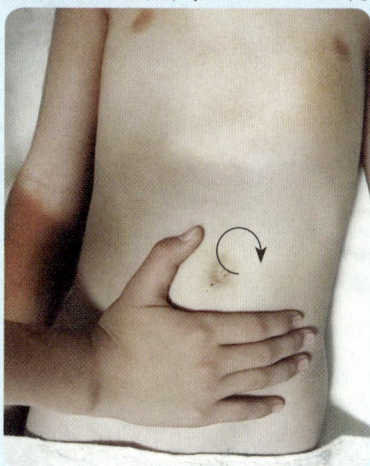

09 拿腹

根据孩子年龄的大小，两手或单手在腹部施行拿法半分钟。

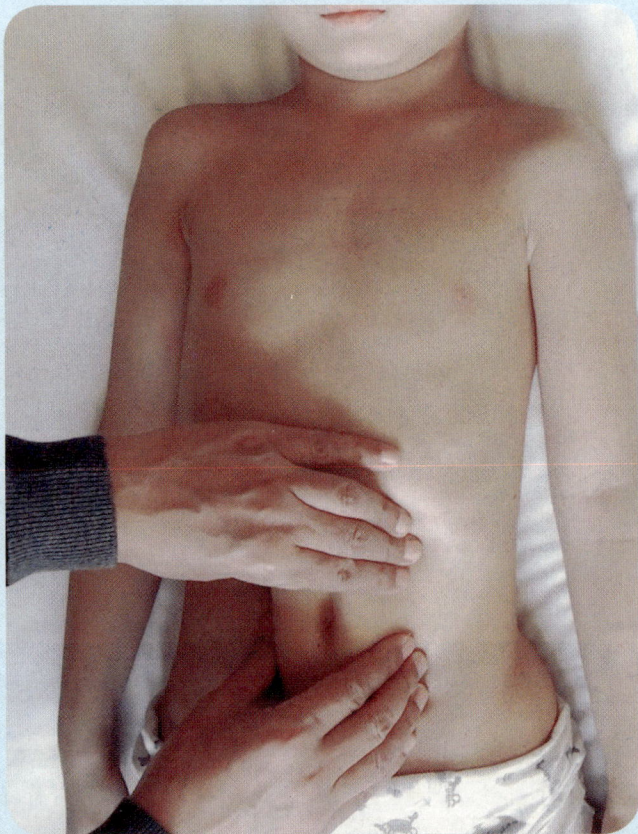

（1）直推三经五线各 3 次。

（2）摩腹 100 次。

（3）点揉水分 100 次。

（4）点揉天枢 100 次。

（5）点揉关元 100 次。

（6）点揉曲骨 100 次。

（二）其他手法

01 补脾经 400 次。

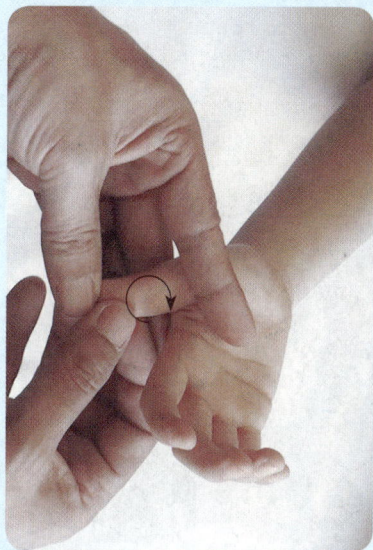

02 补肾经 400 次。

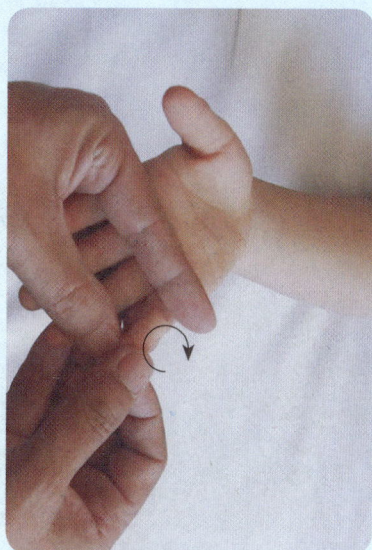

03 揉外劳宫 400 次。

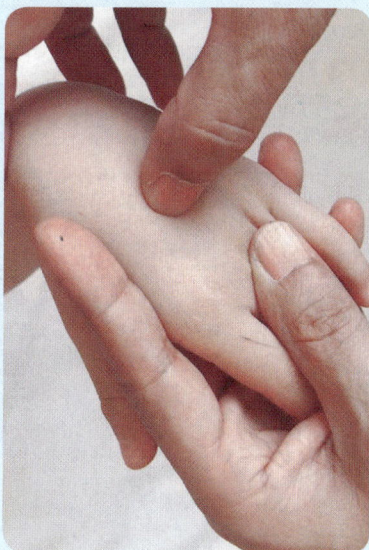

04 点揉百会 500 次。

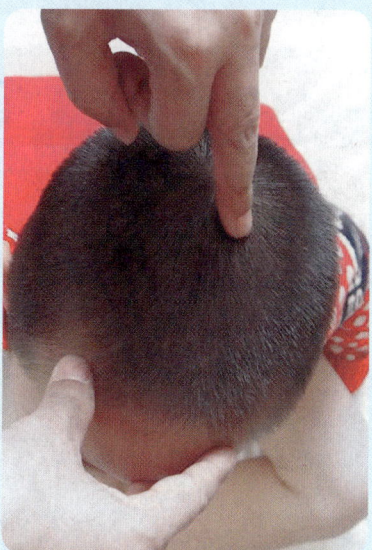

（三）督脉调理

01 调督脉。

沿着背部督脉及膀胱经五条线用拨、摸、啄法各做3遍。捏肌做4遍，捏肌及提法再做1遍。捏肌共5遍。在脾俞、胃俞、尾骶部、肾俞、肝俞、腰阳关、八髎等穴位可适当多操作几遍。以皮肤温热发红为度。

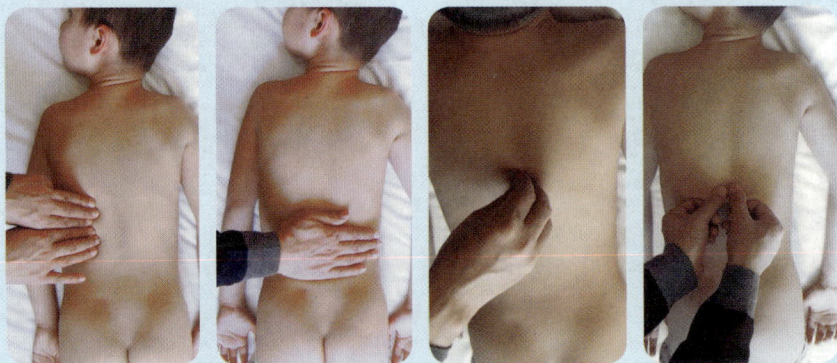

由于婴幼儿较小，父母手指相对较大，膀胱经的左右各两条线可以左右各一条线操作。

02 推上七节骨200次，以潮红为度。

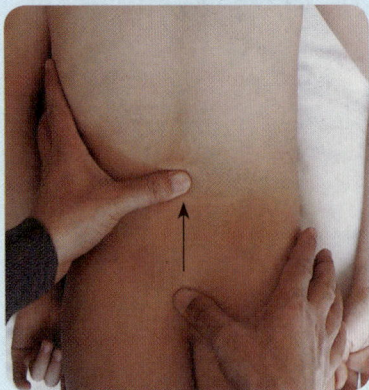

03 横擦八髎穴200次，以潮红为度。

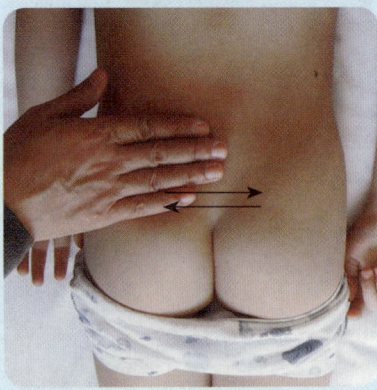

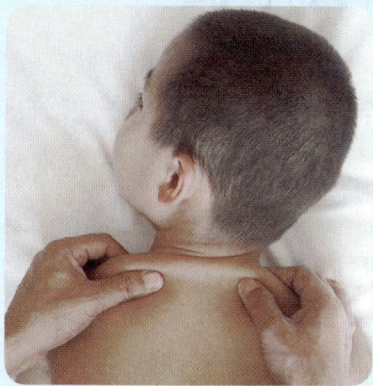

04 拿肩井 3 次。

三、方药膳食调理

1. 可服用桑螵蛸散或金贵肾气丸，剂量可根据小儿状况酌情服用。

2. 膳食调理

（1）山药白果枸杞粥

原料：山药 20 克，白果 3 克，枸杞子 10 克。

方法：将上述药品洗净后加大米 30 同煮，煮熟成粥后食用。

（2）柏子仁芡实粥

原料：柏子仁 10 克，芡实 30 克，糯米 30 克，白糖适量。

方法：将柏子仁、芡实和糯米洗净后倒入小锅内（也可提前泡好），加水用武火煮至黏稠。食用时可依喜好加糖。

3. 艾灸关元穴。

四、注意事项

1. 采用西医检测手段查清患儿遗尿的原因，以排除器质性病变。

2. 应帮助孩子养成定时排尿的习惯，安排合理的作息时间。睡前让孩子排尿，并避免饮水太多。

3. 心理调护方法包括多与孩子沟通，消除其恐惧心理，少批评，增加其信心。

4. 定时叫醒，培养良好的习惯。

5. 膀胱功能训练：让孩子白天逐渐延长两次排尿之间的时间。当孩子欲小便时，让其适当忍耐，使膀胱充盈，以增长时间。但应避免发生意外。

小儿生长发育不良

小儿生长发育不良是指动作、语言、毛发发育延迟，或智能障碍、学习困难等。中医学将此归为"五迟五软"的范畴。五迟即为立迟、行迟、齿迟、发迟、语迟；五软即为头项、口、手、足、肌肉 5 个部位的肌肉松弛无力。

一、病因

1.先天不足：先天禀赋不足，即生而有病者，多属肝肾亏虚。这种情况往往病程长。行走活动迟缓，多系肝肾亏虚；而语迟多因心肾阴血不足；智力低下者为心肾不足，精乏髓枯。

2.后天失养或病后失调。

二、治疗

（一）腹部常规手法

01 开璇玑

部位：璇玑穴，胸部前正中线上，胸骨上窝中央下 1 寸。

操作：以两手拇指或四指同时从璇玑穴自上而下依次从正中分推至季肋部 8 次。

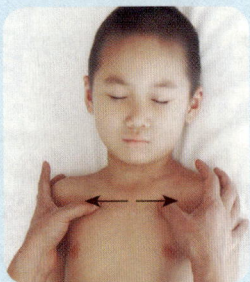

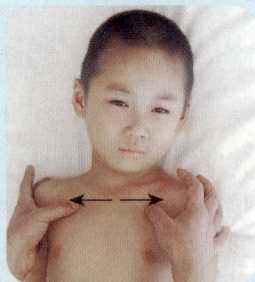

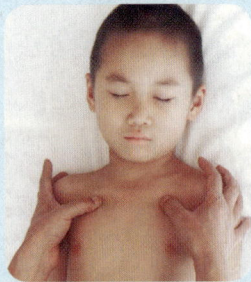

02 分推腹阴阳

两手拇指指腹从剑突起，分别朝胸胁部两边分推，边推边从上向下移动，直至脐平面10次。

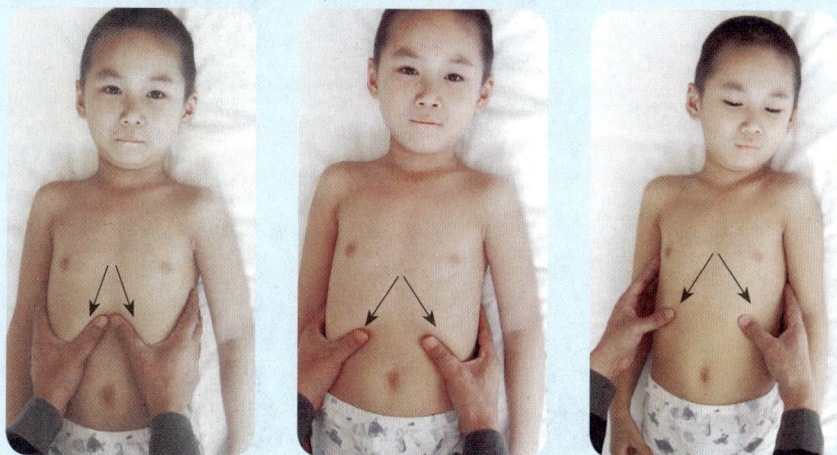

03 搓胁肋

两手置于患儿腋下，从上至下依次推抹搓揉10~20次，最后一次搓揉至脐平面时，双手拇指同时点按两侧天枢穴。此为1遍，操作3~6遍。

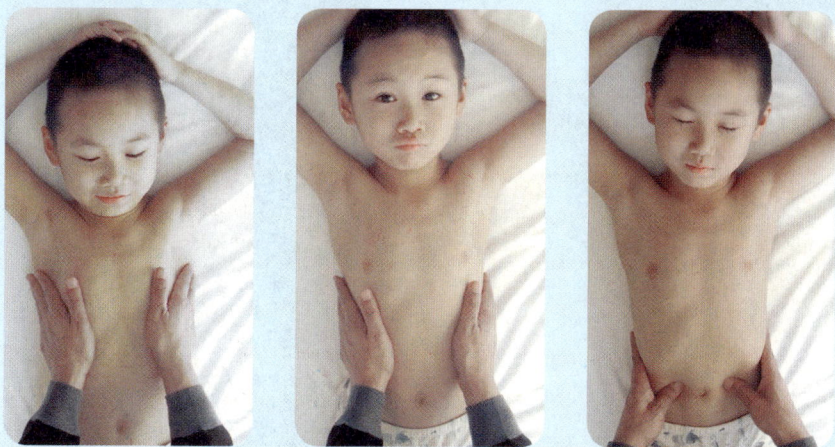

04 推任脉

两手交替从巨阙穴向下直推至脐部 24 次。

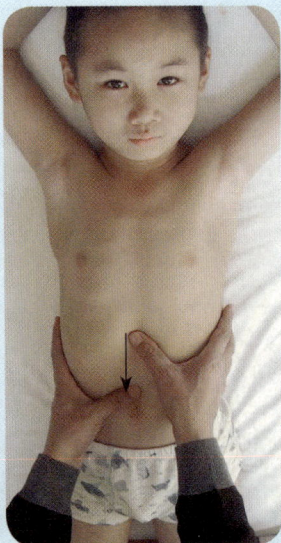

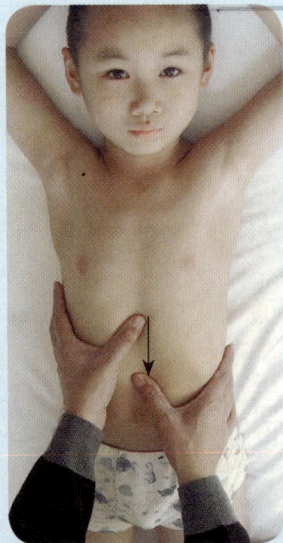

05 摩中脘

两手搓热，以右手劳宫穴对应中脘顺时针摩抚 1~2 分钟。

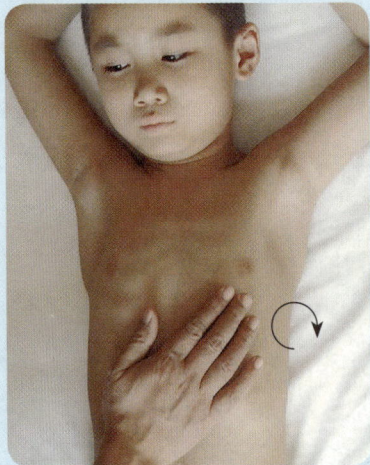

06 摩神阙

两手搓热，以右手劳宫穴对应神阙穴顺时针摩抚 1~2 分钟。

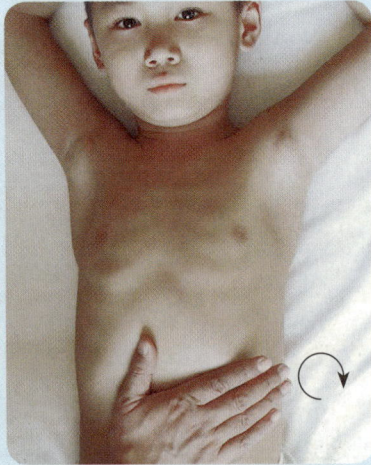

07 气沉丹田

从脐部向下推至耻骨联合部 1 分钟。

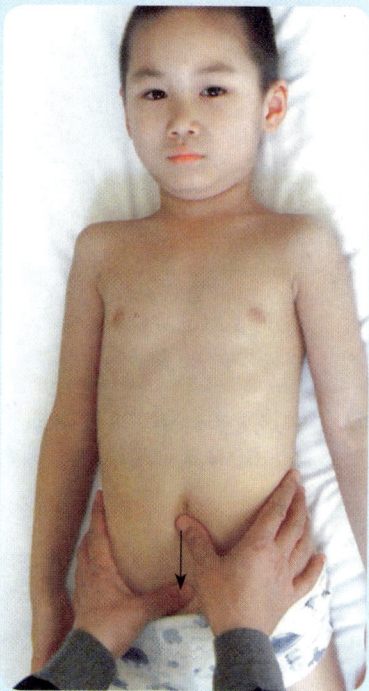

08 拿腹

根据孩子年龄的大小，两手或单手在腹部施行拿法半分钟。

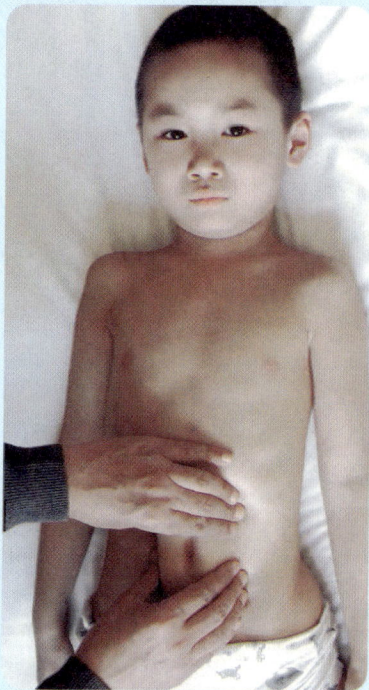

（1）直推三经五线各 3 次。

（2）摩腹 100 次。

（3）点揉天枢 100 次。

（4）点揉关元 100 次。

（二）其他手法

01 补脾经 400 次。

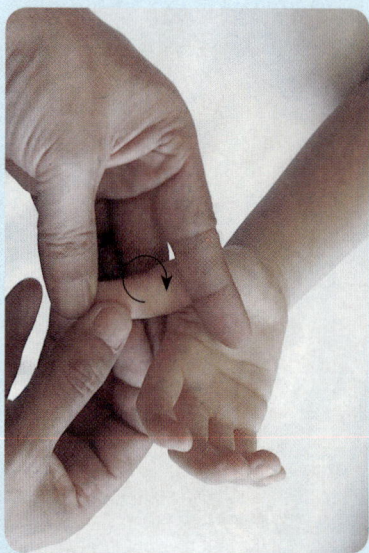

02 补肾经 400 次。

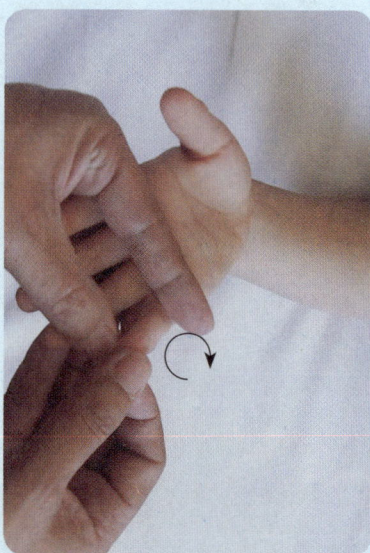

03 揉外劳宫 100 次。

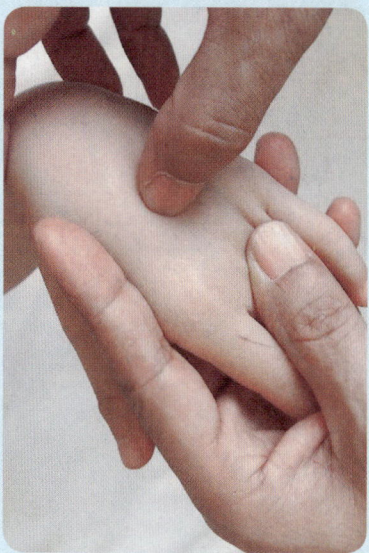

04 推上三关 400 次。

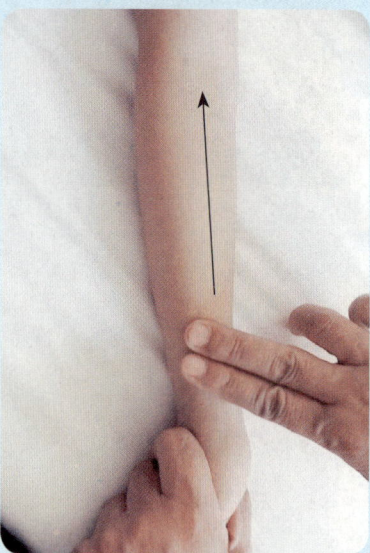

05 退六腑 300 次。

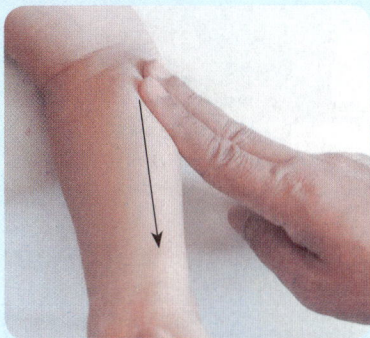

06 点揉足三里 50 次。

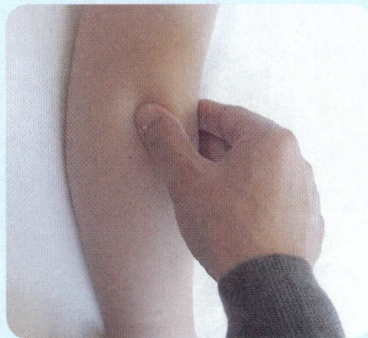

07 上下肢放松。

（三）督脉调理

01 调督脉。

沿着背部督脉及膀胱经五条线用拨、摸、啄法各做3遍。捏肌做4遍，捏肌及提法再做1遍。捏肌共5遍。在脾俞、胃俞、腰骶部、肾俞等部位可适当多做摸法、擦法，以局部潮红潮湿为度。

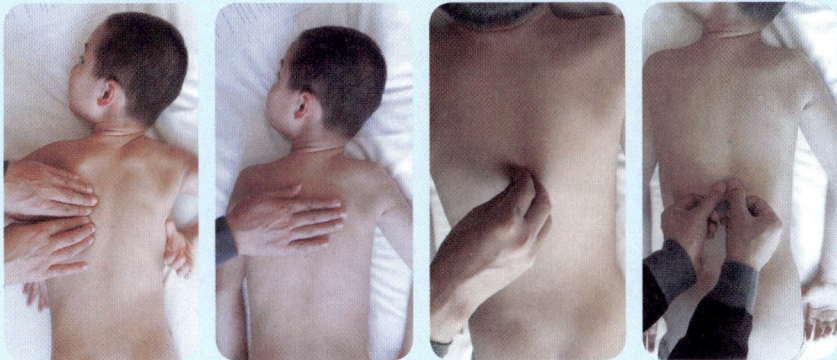

由于婴幼儿较小，父母手指相对较大，膀胱经的左右各两条线可以左右各一条线操作。

02 拿肩井穴 3 次。

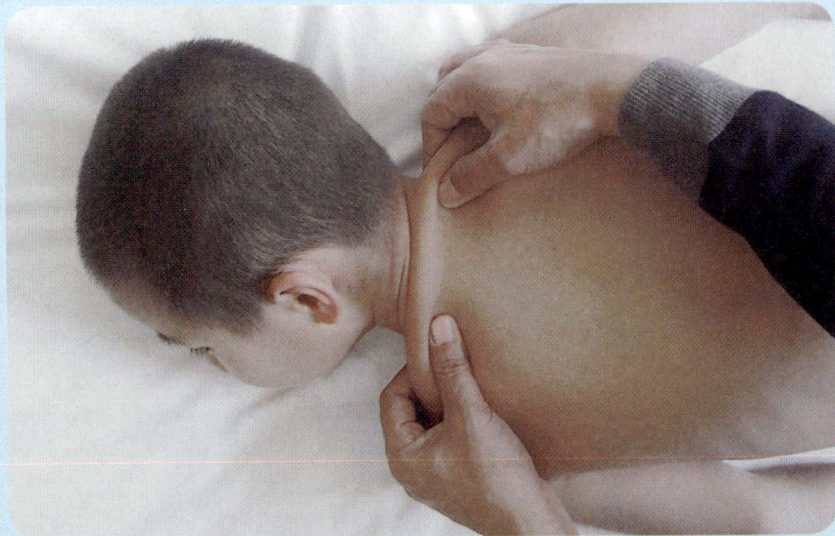

三、方药膳食调理

1. 可同时服用健脾丸和右归丸，根据脾胃吸收运化功能，酌情服量。

2. 山药莲子芡实粥

原料：山药 10 克，莲子 10 克，芡实 10 克，小米 30 克。

方法：将上述食物洗净，加适量的水熬粥食用，若有便秘可加蜂蜜适量。

3. 艾灸关元穴，腰阳关穴，肾俞穴。

四、注意事项

1. 小儿年龄越小，生长发育越迅速，因此要早发现、早治疗。

2. 要多食用补心养脑之品，以形补形，如动物脑、鱼类、核桃等。

3. 要加强对患儿的护理，注意营养，预防肺炎等并发症。

4. 对患儿及家长要加强心理疏导，营造家庭内部足够的正能量。

小·儿晕车

坐公共汽车时,常常看见小宝宝又哭又闹,大人不明就里,换了各种抱姿,用了各种哄法,但小宝宝偏不领情,哭闹照旧。其实,孩子不会无缘无故哭闹,有可能是因为晕车。孩子晕车,大一点的会说不舒服,觉得头晕、恶心、想吐,而婴幼儿无法表达自己的感觉,只会哭闹,往往被家长忽视。其实,婴幼儿晕车也是有迹可循的。当你发现孩子在车上哭闹、烦躁不安、流汗、呕吐、面色苍白,抓紧家长不松手时,就应该想到孩子是否是晕车了。这些症状一般会在下车后缓解。

调理方法

01 穴位救急

用拇指按压点揉内关穴、合谷穴、中脘穴。从掌面与手腕关节处的横纹算起,约本人三只手指宽的位置,就是内关穴;大拇指和食指并拢,肌肉最隆起的地方就是合谷穴。按压时要找里面的条索状物质。家长要宁心静气,用心感受手指下的感觉,找到此物质,慢点按揉,让孩子有隐隐酸痛感,能够忍受即可,不要让孩子承受不了。中脘穴位于胸部正中骨最下缘和脐连线的中点。按摩中脘穴时,以孩子额头微微出汗为度。

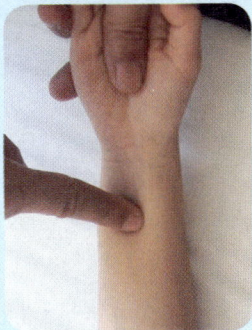

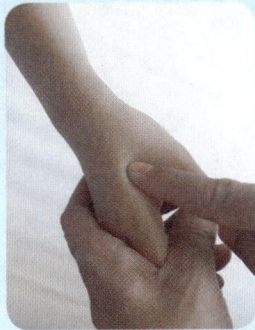

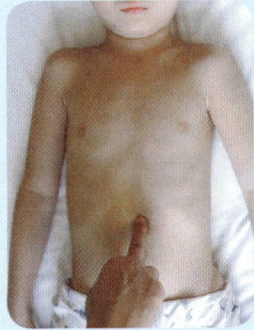

02 开窗通气

晕车的孩子对汽油味、烟味等异味特别敏感，所以晕车时要把车窗打开，将车里的异味冲淡，新鲜的空气可以减轻孩子的不适感。不过要注意防止孩子着凉，不要让风直接吹到孩子，风大的时候给他（她）戴上帽子等。另外，车子的颠簸晃动也是让孩子不舒服的原因之一，选择靠前、颠簸较轻的位置可以减轻震感。

03 提早预防

乘车前一定要让孩子休息好，少给孩子吃甜食和高热量、高蛋白、高脂肪的油腻食物。家长可以随身带一点孩子爱吃的东西，等到了目的地再吃。如有晕车迹象，可以给孩子吃一点咸菜，往下压一压，也可以随身带着风油精，必要时将风油精搽于孩子的太阳穴上。太阳穴在眉梢和外眼角连线的中点向后一横指的位置。使用风油精时，要注意不要让孩子用手抹擦，以防孩子用沾有风油精的手揉眼睛。

04 平时锻炼

坐车经历越少，晕车的可能性就越大。因此，家长要狠下心来，多让孩子在车里锻炼。最好能每周带宝宝坐一两次车，时间从10分钟、20分钟一点点延长，直到他（她）连续乘车两三个小时不晕车为止。平时还要加强锻炼，增强体质。乘车时，除了水平移动还会上下震动，造成身体平衡系统紊乱，平时要针对性练习，比较有效的运动包括上下运动、弯腰、反复下蹲站起、折返跑、倒着走路、自己转圈等，持之以恒，都会有明显的效果。

编者按：

发现中脘有此妙用纯属偶然。有一次我开车带孩子到郊区玩，刚开到一半的路程，孩子就感觉恶心欲吐。停车后给孩子按揉合谷、内关，10分钟后症状消失。接着赶路，开车不到15分钟，孩子又感觉头晕恶心，面色发白，额头冒冷汗，只好把车停下来，合谷、内关按揉后，症状缓解不明显，后以大鱼际轻揉孩子的中脘穴。开始孩子胃脘部感觉硬紧，10分钟后胃部柔和，面色变红，额头部微微汗出，恶心欲呕的症状消失。继续坐车，150公里的路程未曾晕车。事后我细想其中的缘由，认为小孩阳气不振，长时间窝在车里，气都聚在中焦脾胃，颠簸之后，气随之上下冲撞，所以出现头晕、恶心、呕吐等表现，轻轻按摩中脘穴，可以散开脾胃郁结之气，从根本上解决晕车的问题。

小·儿汗症

汗症是指不正常出汗的一种病症，以全身或局部无故出汗很多，甚至大汗淋漓为特征，多发生于5岁以下的小儿。小儿汗症的发生，多由于身体虚弱所致，有自汗、盗汗之分。睡中出汗，醒后即止为盗汗；不分昼夜，动则汗出，为自汗。

一、病因

现代社会，由于独生子等社会因素及现代医疗的裹挟，孩子一旦发热感冒，便会到医院治疗，先进行化验，然后就是常规治疗，一组抗生素加一组中药抗病毒治疗是常事，对于医生来说，治疗方案都是符合安全常规的治疗措施，而具体到个体，效果就会出现差异，有的输液1周有效的，有的输液1周无效而改换别的抗生素继续静脉滴注的。从临床观察，由于经常输液会造成小儿阳气虚弱，卫外不固，营卫失和，因此经常出现自汗、盗汗的现象的小儿非常之多。虽然小儿通过输液缓解了发热、咳嗽等症状后，但随后就会出现自汗、盗汗等症状，从而造成自身免疫力低下，经常出汗的小儿汗后非常容易受外邪侵袭，又会出现感冒、咳嗽、气喘等疾病，患儿家长又会重复到医院检查、输液，形成了恶性循环，致使孩子体质越来越差，形成重复性周期性的治疗循环，对孩子的身体影响巨大。因此家长必须加强重视，而用传统的推拿治疗是可以阻止这种恶性治疗模式的。

二、治疗

（一）腹部常规手法

01 开璇玑

部位：璇玑穴，胸部前正中线上，胸骨上窝中央下1寸。

操作：以两手拇指或四指同时从璇玑穴自上而下依次从正中分推至季肋部8次。

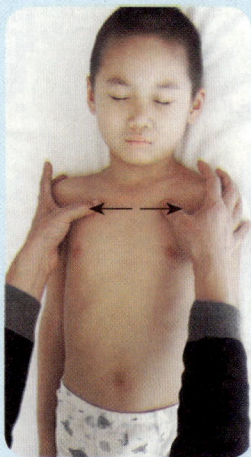

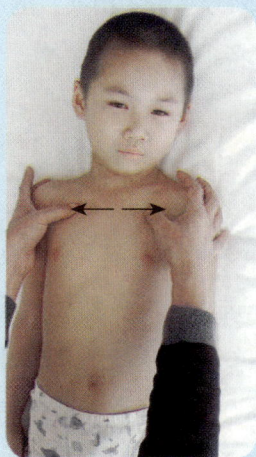

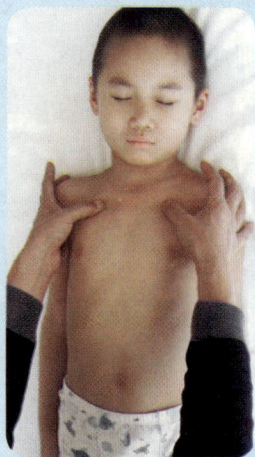

02 分推腹阴阳

两手拇指指腹从剑突起，分别朝胸胁部两边分推，边推边从上向下移动，直至脐平面10次。

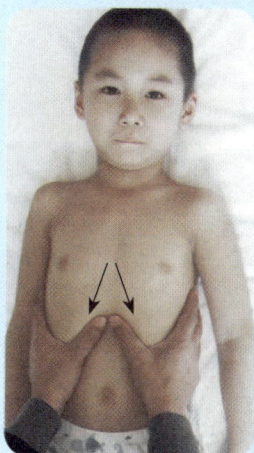

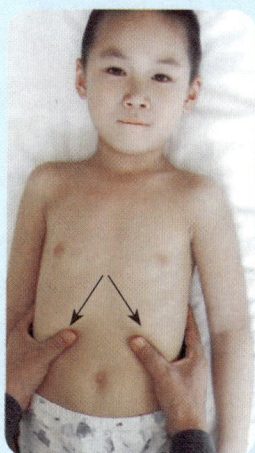

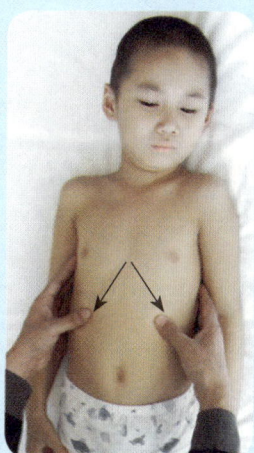

03 搓胁肋

两手置于患儿腋下，从上至下依次推抹搓揉10~20次，最后一次搓揉至脐平面时，双手拇指同时点按两侧天枢穴。此为1遍，操作3~6遍。

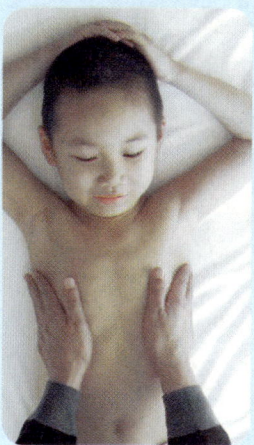

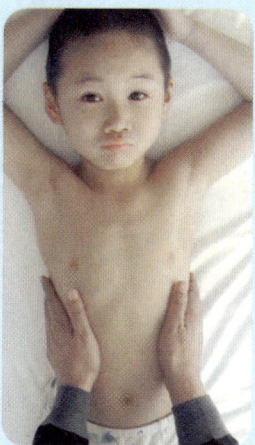

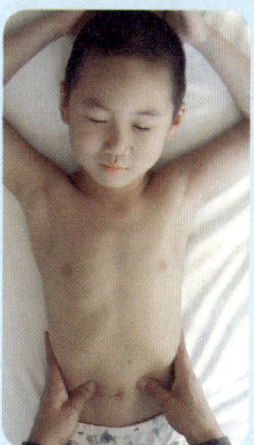

04 推任脉

两手交替从巨阙穴向下直推至脐部24次。

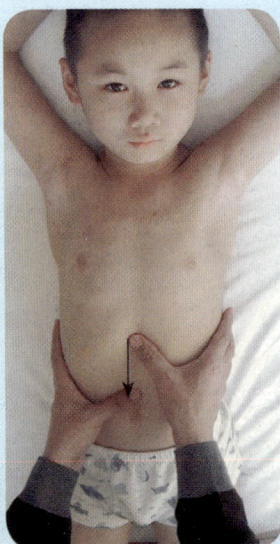

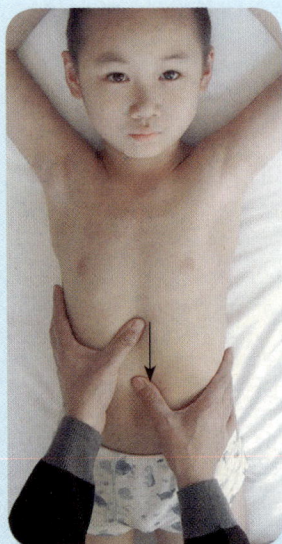

05 摩中脘

两手搓热，以右手劳宫穴对应中脘顺时针摩抚1~2分钟。

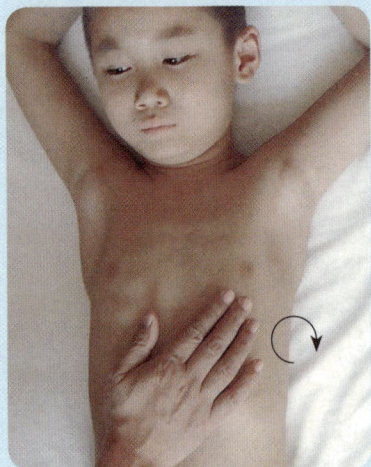

06 摩神阙

两手搓热，以右手劳宫穴对应神阙穴顺时针摩抚1~2分钟。

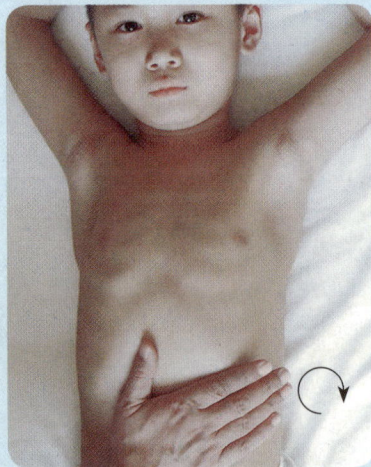

07 气沉丹田

从脐部向下推至耻骨联合部 1 分钟。

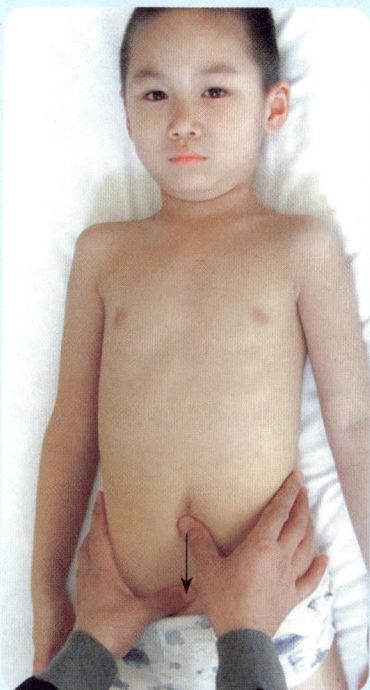

08 拿腹

根据孩子年龄的大小，两手或单手在腹部施行拿法半分钟。

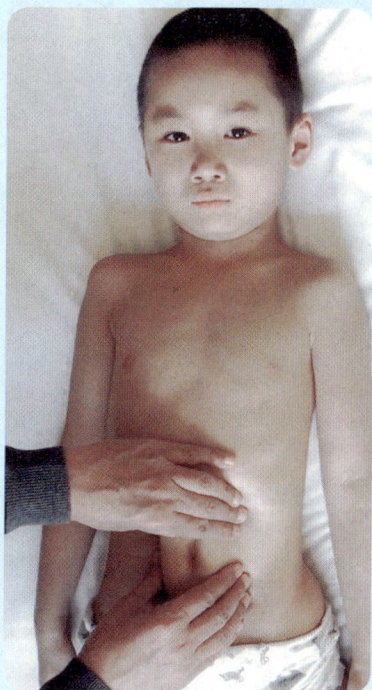

（1）直推三经五线各 3 次。

（2）摩腹 100 次。

（3）点揉水分 100 次。

（4）点揉天枢 100 次。

（二）其他手法

01 清补肺经 400 次。

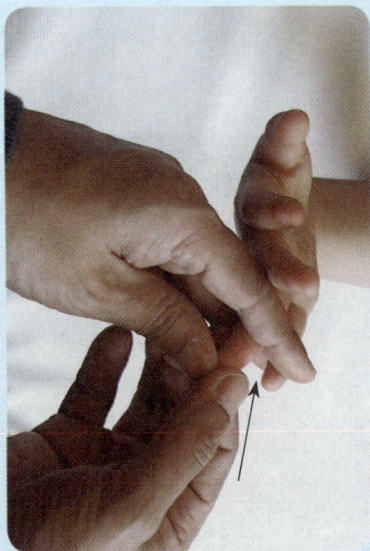

02 清肝经 400 次。

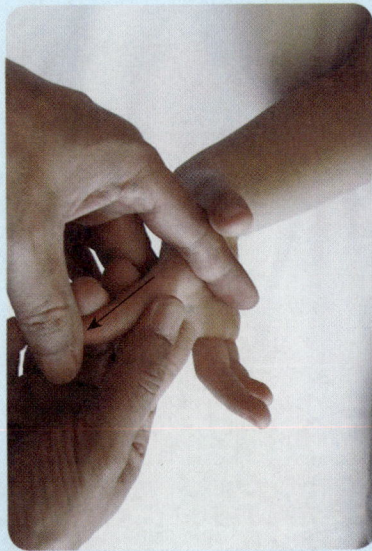

03 清天河水 400 次。

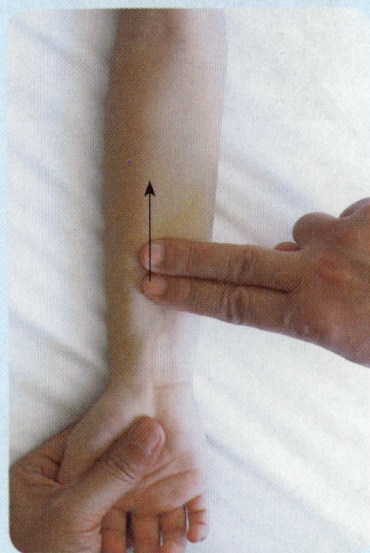

04 掐肾顶 1 分钟。

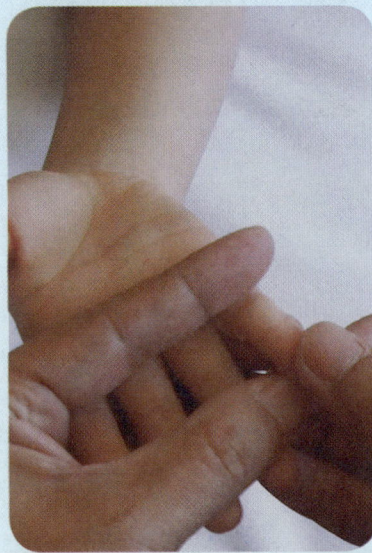

05 揉二人上马 300 次。

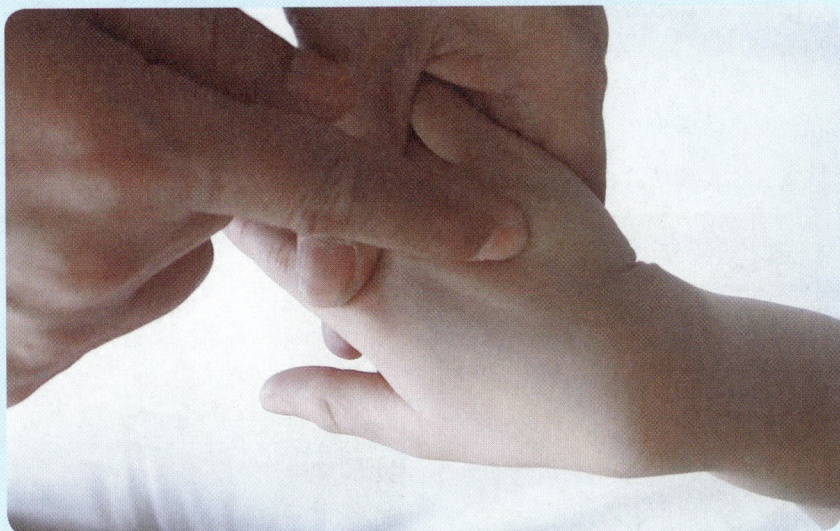

06 退六腑 100 次。

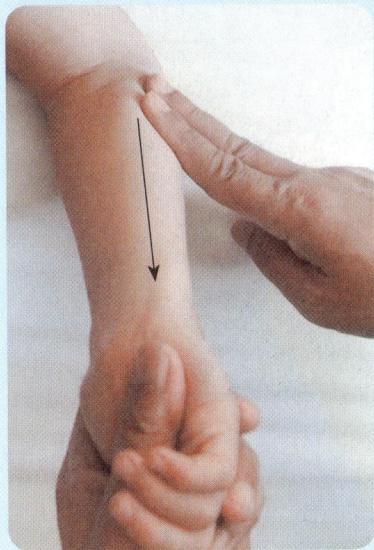

07 运内八卦 100 次。

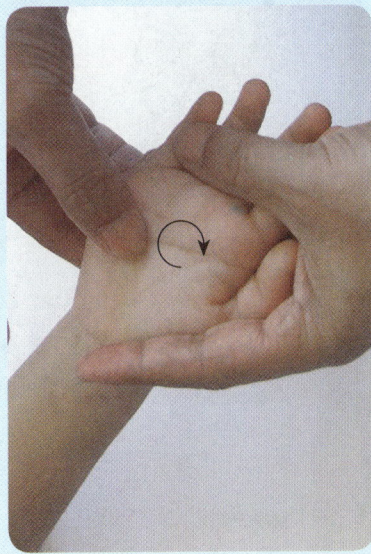

（三）督脉调理

01 调督脉。

沿着背部督脉及膀胱经五条线用拨、摸、啄法各做3遍。捏肌做4遍，捏肌及提法再做1遍。捏肌共5遍。在膏肓穴、肺俞、脾胃俞的部位可适当多操作几遍，以摸法为主，不用擦法。

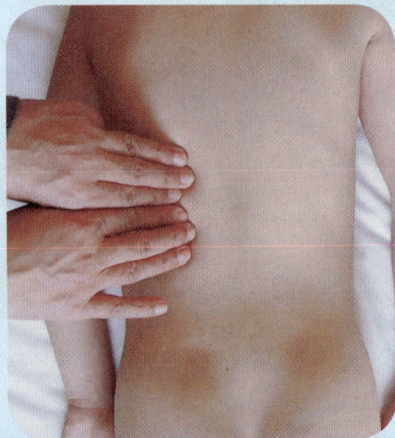

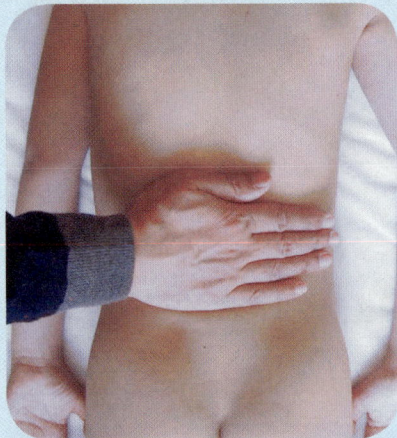

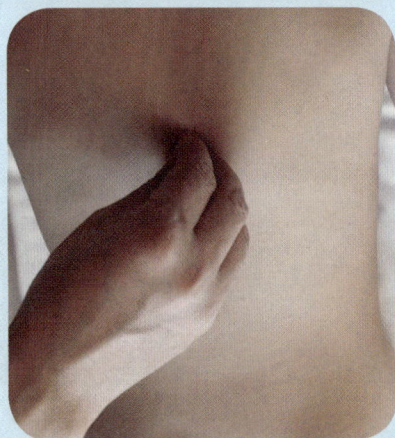

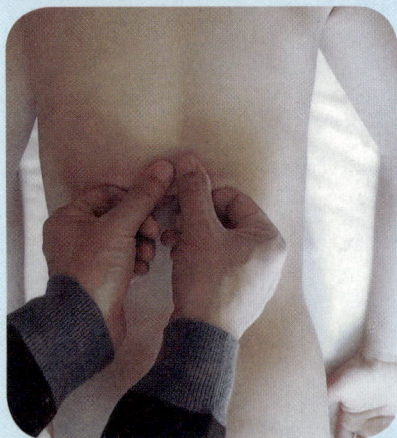

由于婴幼儿较小，父母手指相对较大，膀胱经的左右各两条线可以左右各一条线操作。

02 拿肩井穴 3 次。

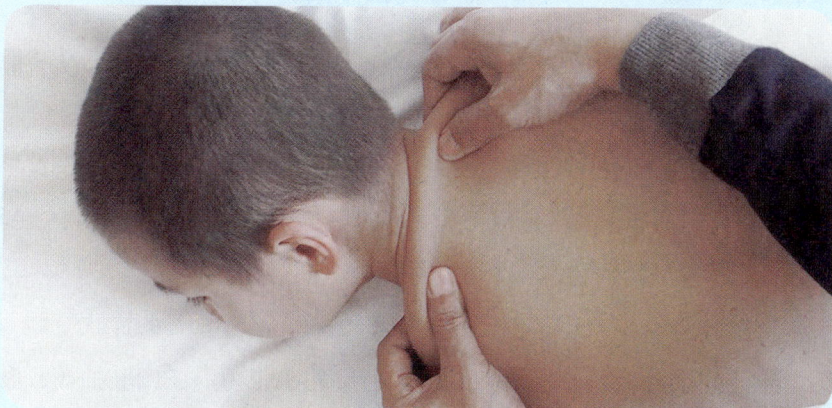

三、方药膳食调理

1. 二加龙骨牡蛎汤

原料：桂枝 10 克，白芍 10 克，知母 10 克，生龙骨、生牡蛎各 15 克，苍术 10 克，茯苓 10 克。

方法：加生姜 3 片，大枣 4 枚，一副药煎两次，共 200 毫升，分两天服用，临床应用安全有效。可作为家用方使用。

2. 黄芪山药百合粥

原料：黄芪 10 克，山药 20 克，百合 20 克，小米 30 克。

方法：将黄芪、山药、百合洗净，加入小米及水，熬煮成粥，若有便秘可加入蜂蜜少许搅拌食用。

四、注意事项

1. 避免汗出受风，防止再次感冒。

2. 多给患儿饮热水，保持体内水液平衡。

3. 注意饮食营养的摄入，保证代偿之需。

小·儿脑瘫

脑性瘫痪是指由于不同原因引起的非进展性脑病变所致的运动功能障碍。考察脑瘫的病理特征，与中医学的五迟、五软、五硬、痿症、痴呆等相关。五迟的孩子比正常发育的孩子站立迟、行走迟、出牙迟、头发生长迟、语言发育迟。五软的孩子比正常发育的孩子头颈软、口软、手软、足软、肌肉软。五迟五软的症状既可单独出现，也可同时存在。

本文重点介绍的治疗手法侧重于中医学"五迟五软"的症状范畴，比西医的脑瘫症状范畴要小，尤其是脑瘫引起的肌张力高、四肢抽搐、肢体僵直不在本文的治疗范畴之内。

一、病因

1.髓海不满，脑发育障碍。中医学认为，脑为清阳之府，为髓海，脑是阴阳与天人合一的枢机。各种原因，特别是在胎元发育过程中，母亲受热毒、外邪、外伤、惊吓、药物等不良因素的刺激，遗传给胎儿，致胎儿髓海不充，脑发育障碍。

2.引起脑瘫的病因首先以围生期各种原因引起的缺氧为常见，其次是由于难产、产伤、头颅外伤、脑血管疾病或全身出血性疾病引起的颅内出血。胎内及出生后中枢神经系统感染亦为病因之一，以及其他先天性脑发育异常、新生儿核黄疸等。通过 CT 检查常可发现潜在的病变。

二、治疗

（一）腹部常规手法

01 开璇玑

部位：璇玑穴，胸部前正中线上，胸骨上窝中央下 1 寸。

操作：以两手拇指或四指同时从璇玑穴自上而下依次从正中分推至季肋部8次。

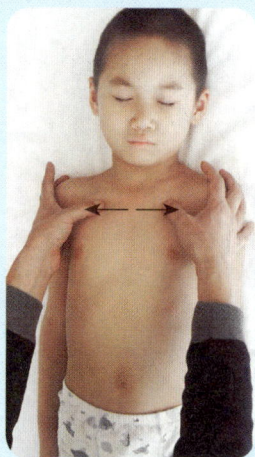

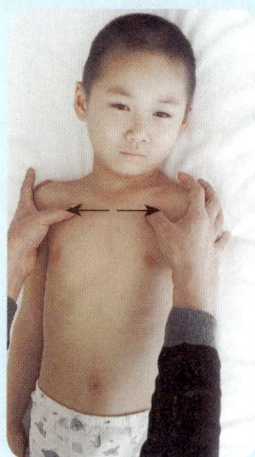

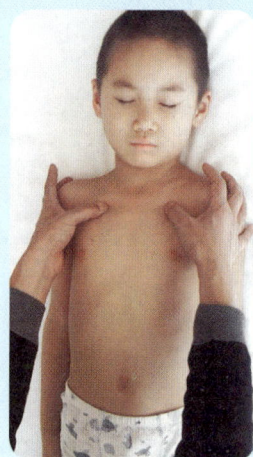

02 分推腹阴阳

两手拇指指腹从剑突起，分别朝胸胁部两边分推，边推边从上向下移动，直至脐平面10次。

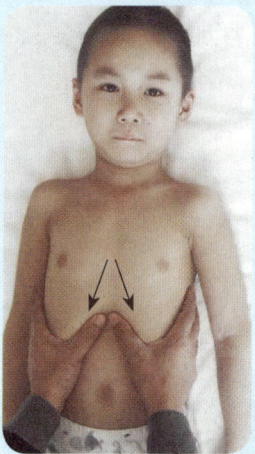

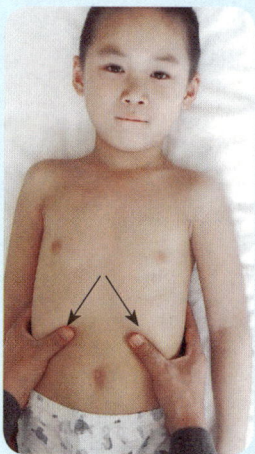

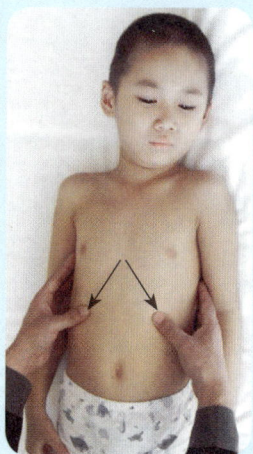

03 搓胁肋

两手置于患儿腋下，从上至下依次推抹搓揉 10~20 次，最后一次搓揉至脐平面时，双手拇指同时点按两侧天枢穴。此为1遍，操作3~6遍。

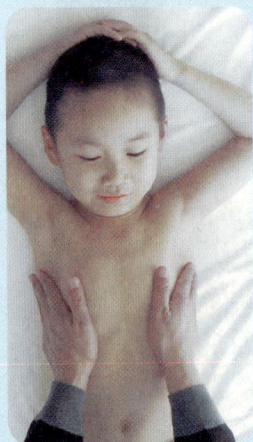

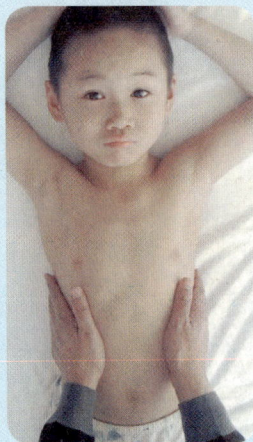

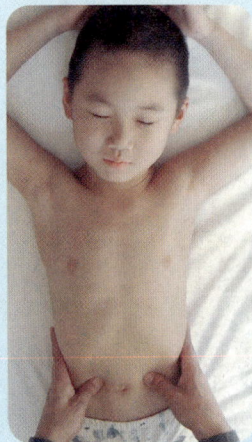

04 推任脉

两手交替从巨阙穴向下直推至脐部 24 次。

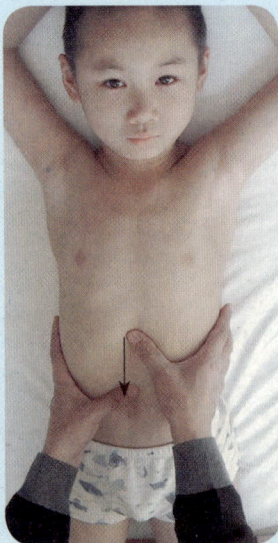

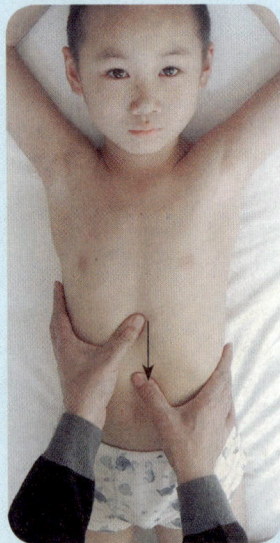

05 摩中脘

两手搓热，以右手劳宫穴对应中脘顺时针摩抚1~2分钟。

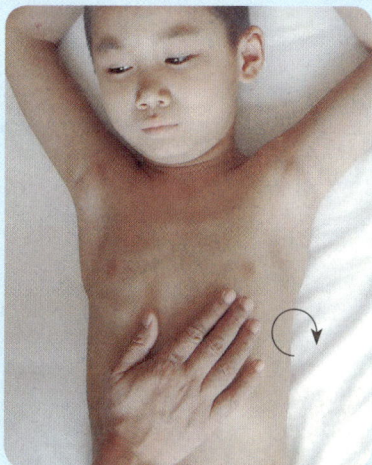

06 摩神阙

两手搓热，以右手劳宫穴对应神阙穴顺时针摩抚1~2分钟。

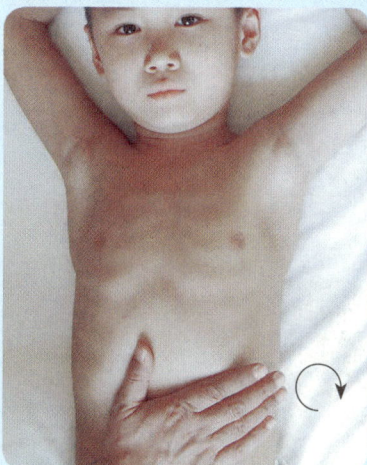

07 气沉丹田

从脐部向下推至耻骨联合部1分钟。

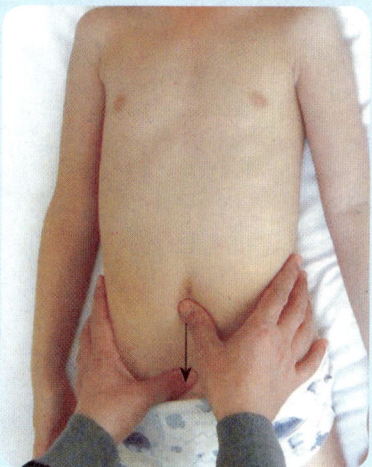

08 拿腹

根据孩子年龄的大小，两手或单手在腹部施行拿法半分钟。

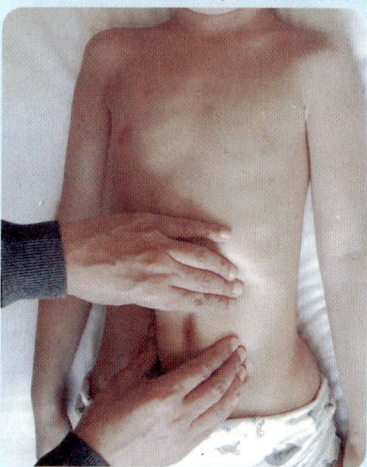

（1）直推三经五线各 3 次。

（2）摩腹 100 次。

（3）点揉天枢 100 次。

（4）点揉关元 100 次。

（二）其他手法

01 补脾经 400 次。

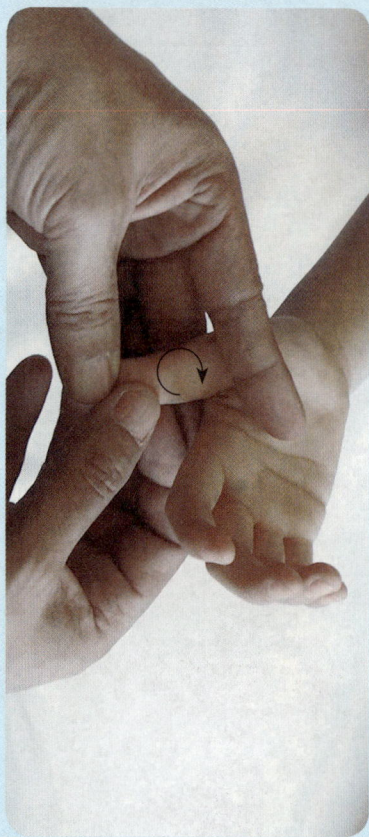

02 补肾经 400 次。

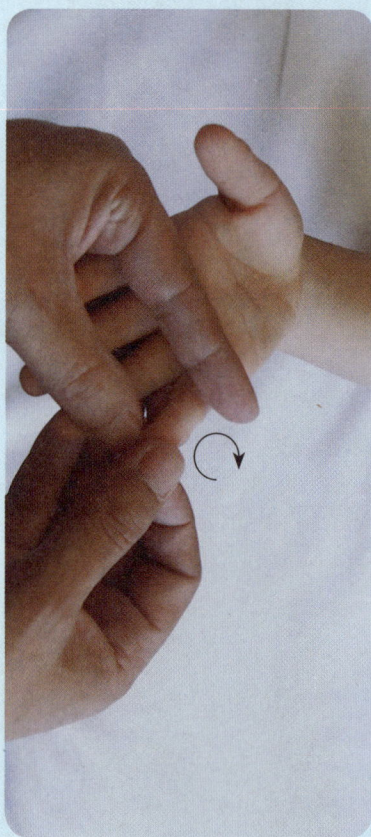

03 清肝经 400 次。

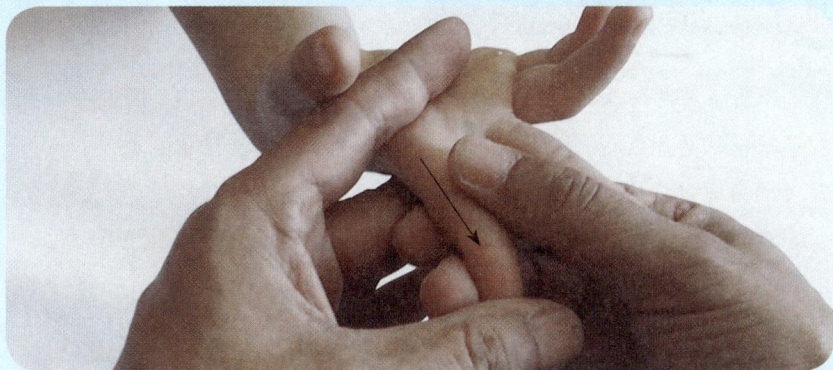

04 揉外劳宫 400 次。

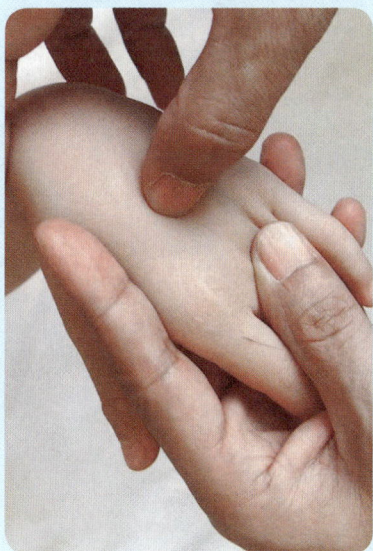

05 点揉百会 100 次。

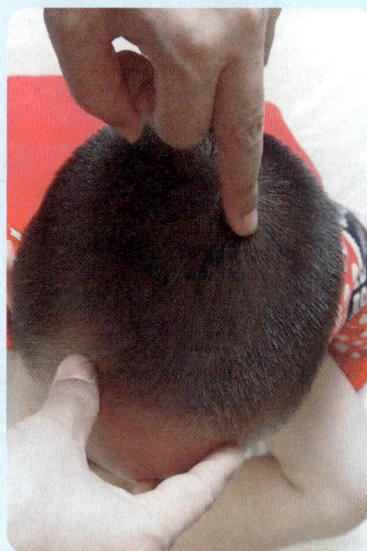

06 按揉拿捏患侧及健侧上肢。

07 擦劳宫穴，掐井穴，掐十宣穴，拨伸手指末端。

（三）督脉调理

01 调督脉。

沿着背部督脉及膀胱经五条线用拨、摸、啄法各做3遍。捏肌做4遍，捏肌及提法再做1遍。捏肌共5遍。在脾俞、胃俞、肾俞、腰骶部等部位可适当多做摸法、擦法，以局部潮红潮湿为度。

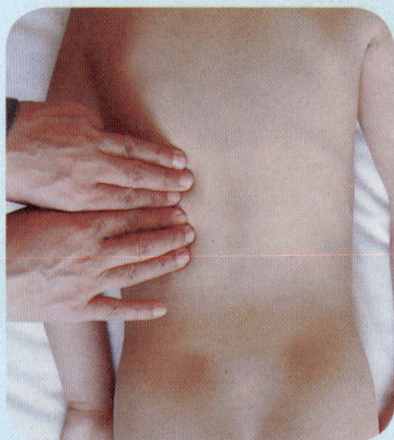

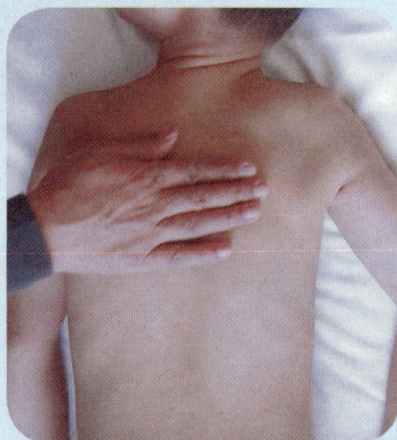

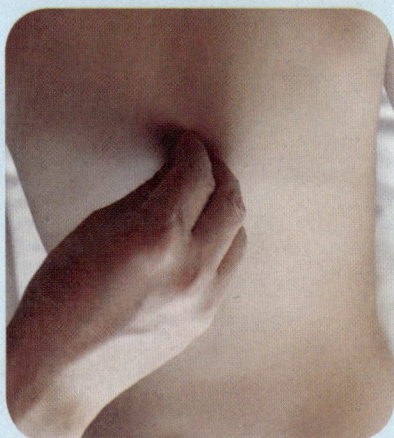

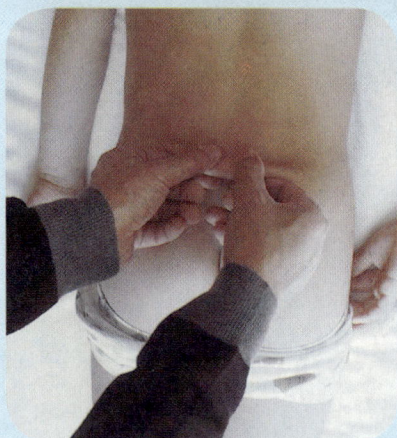

由于婴幼儿较小，父母手指相对较大，膀胱经的左右各两条线可以左右各一条线操作。

02 按揉拿捏患侧及健侧下肢。按揉足三里 50 次。

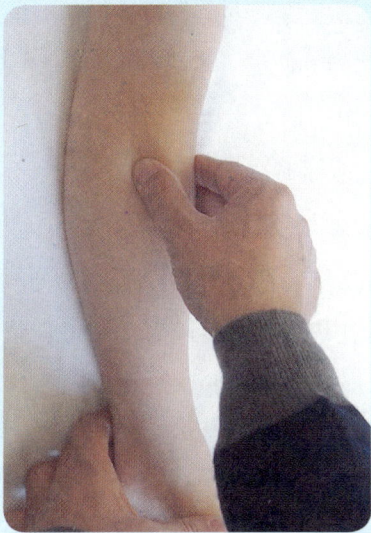

03 擦涌泉穴，掐井穴，拨伸足趾末端。

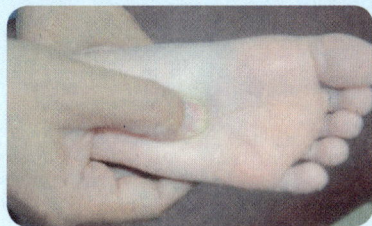

04 拿肩井穴 3 次。

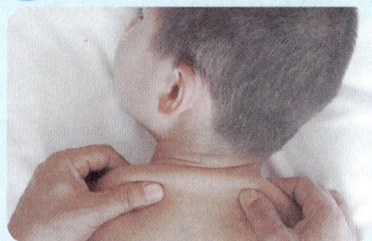

三、方药膳食调理

1. 六味地黄丸加减，肢体厥冷可加桂枝、附子。肾精不足可加枸杞子、菟丝子。

2. 山药莲子芡实粥

原料：山药 10 克，莲子 10 克，芡实 10 克，小米 30 克。

方法：将上述食物洗净，加适量的水熬粥食用，若有便秘可加蜂蜜适量。

四、注意事项

1. 及早对患儿进行推拿治疗，可促使瘫痪肌肉恢复功能。

2. 要加强对患儿的护理，注意营养，预防肺炎等并发症。

3. 对患儿及家长要加强心理疏导，营造家庭内部足够的正能量。

小儿便秘

小儿便秘是指大便秘结不通，或者大便次数减少，或者排便的时间延长。小儿便秘大多数是没有器质性病变的功能性便秘。本病有时单独出现，有时继发于其他疾病的过程中。本病一年四季均可发生，与孩子的饮食习惯及生活习惯有关，如粗纤维饮食减少，饮水量减少，吃肉过多等。另外，可继发于肠道畸形、肛周感染、营养不良的患儿应及时到医院就诊。

临床上发现，实际在婴儿时期，婴幼儿就会经常出现腹泻或便秘两种情况，这可能与婴幼儿肠道菌群调整及哺乳状态有关，随着年龄增长就可自愈，家长无须过度担忧。

一、病因

1.饮食不节饮食不调，食物停滞肠间，气滞不行郁久化热，或因食用肥甘辛辣之品，以致胃肠积热，耗损津液，腑气不通，大肠传导失职。

2.气血不足素体虚弱或久病之后，气血不足，气虚则大肠传导无力，血虚则津液无以滋润大肠，肠道干涩。

二、治疗

（一）腹部常规手法

01 开璇玑

部位：璇玑穴，胸部前正中线上，胸骨上窝中央下1寸。

操作：以两手拇指或四指同时从璇玑穴自上而下依次从正中分推至季肋部8次。

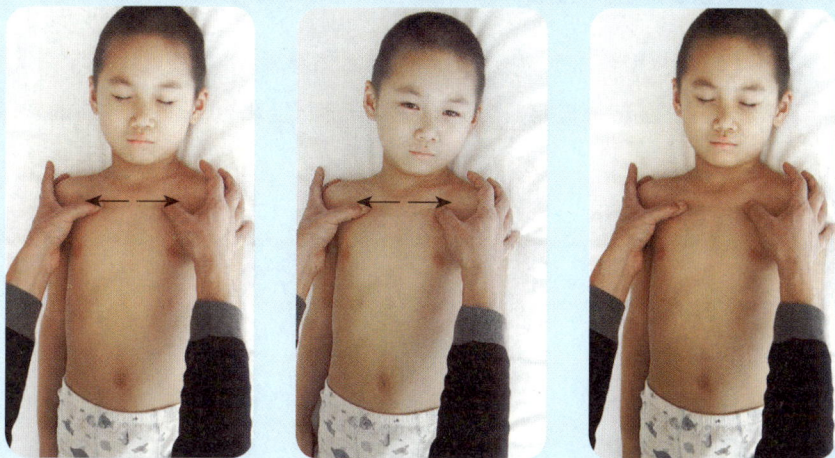

02 分推腹阴阳

两手拇指指腹从剑突起，分别朝胸胁部两边分推，边推边从上向下移动，直至脐平面10次。

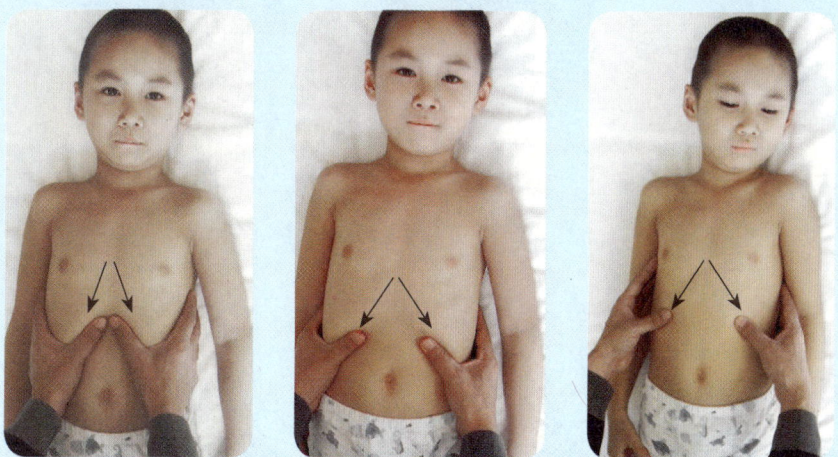

03 搓胁肋

两手置于患儿腋下，从上至下依次推抹搓揉 10~20 次，最后一次搓揉至脐平面时，双手拇指同时点按两侧天枢穴。此为 1 遍，操作 3~6 遍。

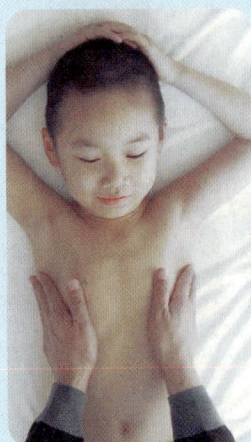

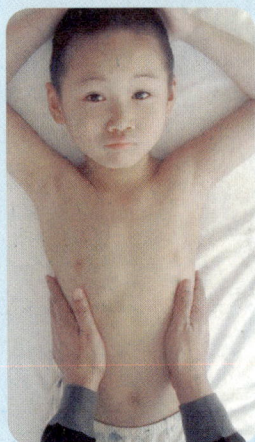

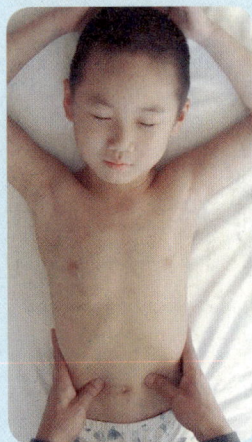

04 推任脉

两手交替从巨阙穴向下直推至脐部 24 次。

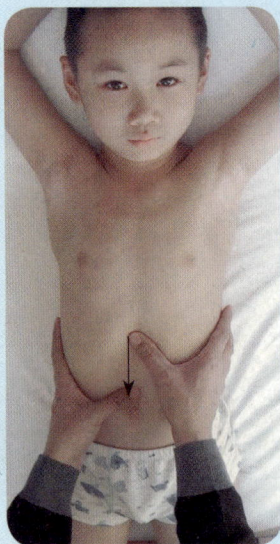

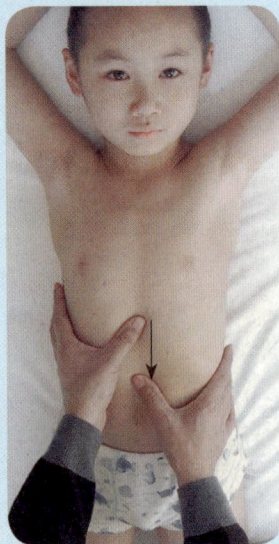

05 摩中脘

两手搓热，以右手劳宫穴对应中脘顺时针摩抚1~2分钟。

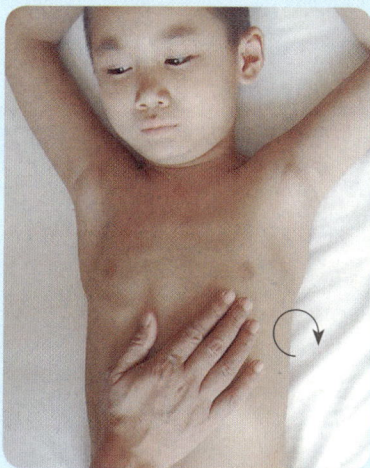

06 摩神阙

两手搓热，以右手劳宫穴对应神阙穴顺时针摩抚1~2分钟。

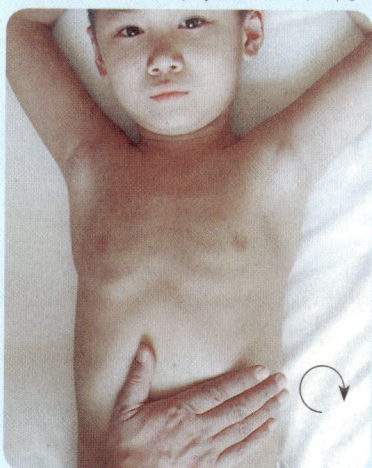

07 气沉丹田

从脐部向下推至耻骨联合部1分钟。

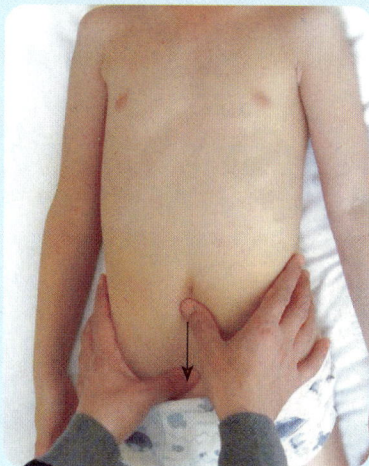

08 拿腹

根据孩子年龄的大小，两手或单手在腹部施行拿法半分钟。

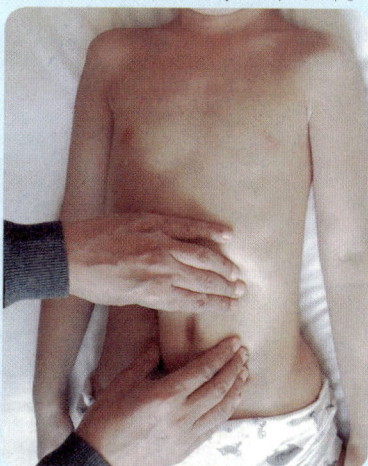

（1）直推三经五线各 3 次。

（2）摩腹 100 次。

（3）点揉天枢 100 次。

（4）点揉关元 100 次。

（二）其他手法

01 清补大肠经 400 次。

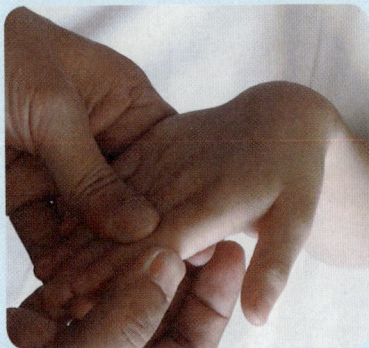

02 退六腑 400 次。

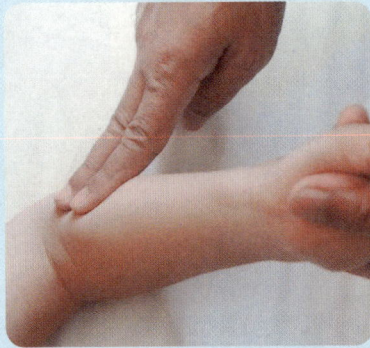

02 清肝经 400 次。

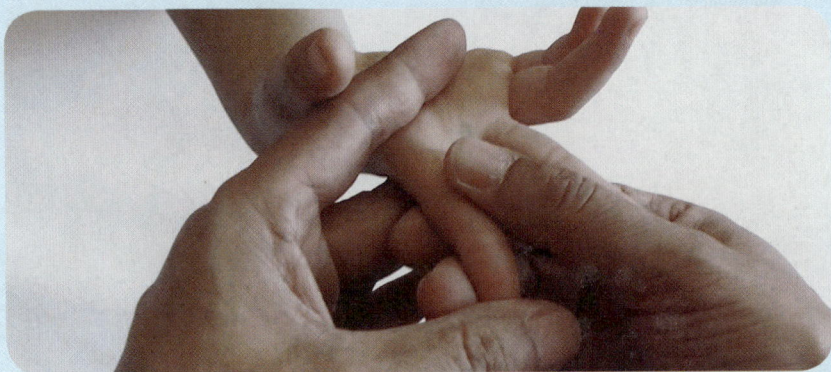

（三）督脉调理

01 调督脉。

　　沿着背部督脉及膀胱经五条线用拨、摸、啄法各做3遍。捏肌做4遍，捏肌及提法再做1遍。捏肌共5遍。

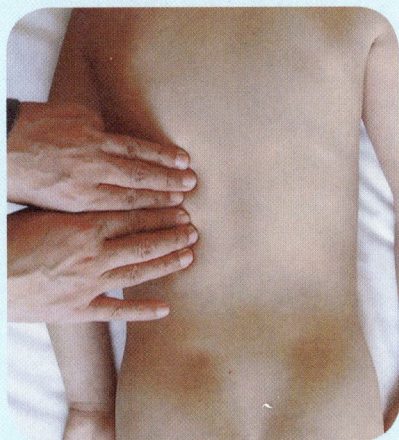

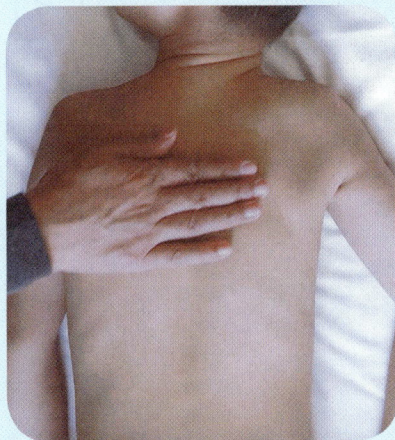

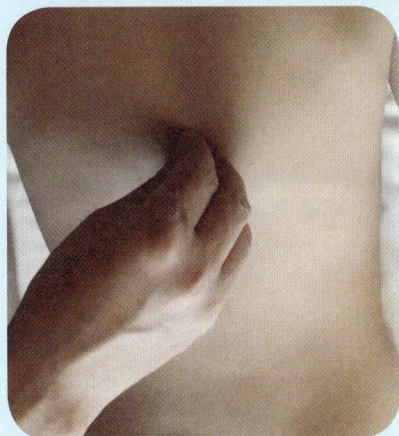

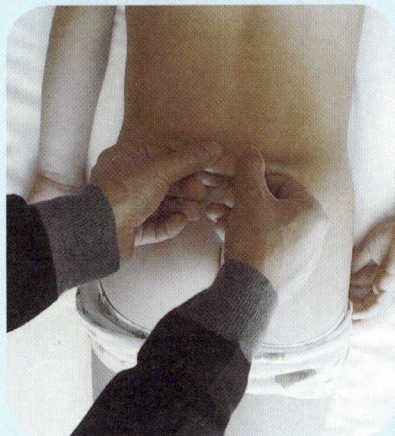

　　由于婴幼儿较小，父母手指相对较大，膀胱经的左右各两条线可以左右各一条线操作。

02 推上七节骨 400 次，以局部潮红为度。

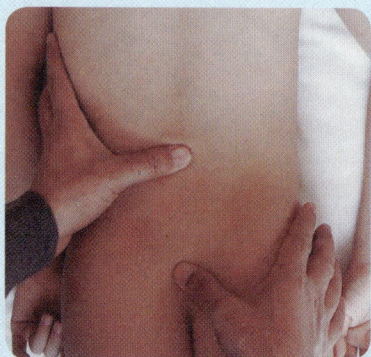

03 点揉龟尾 100 次。

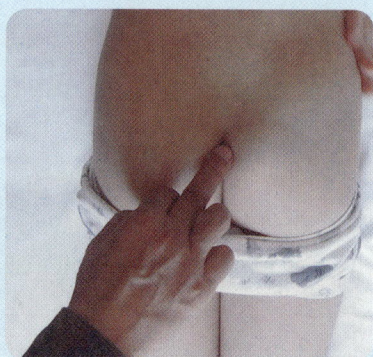

04 拿肩井穴 3 次。

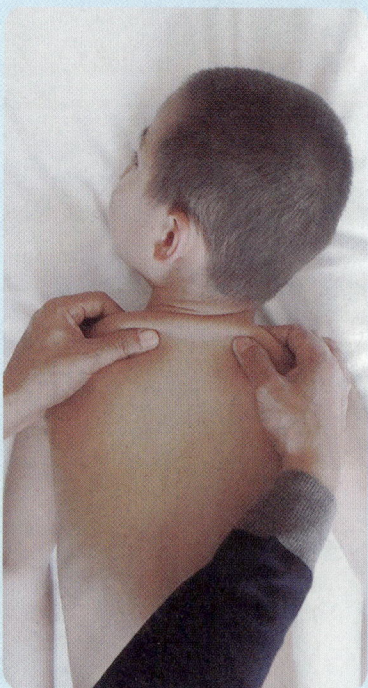

三、方药膳食调理

1. 胡萝卜汁

原料：胡萝卜 50 克，白萝卜 50 克，蜂蜜 20 毫升。

方法：将胡萝卜和白萝卜洗净，切片，加水煮，开锅 15 分钟后加入蜂蜜，待凉温后食用。

2. 可服用乳果糖及微生态制剂，如培菲康、贝飞达、整肠生、妈咪爱等。

四、注意事项

1. 多食粗纤维的蔬菜和水果。
2. 形成排便的反射性习惯。

小儿积滞

小儿积滞是指小儿因内伤乳食，停止不化，气滞不行所形成的一种慢性胃肠疾患，以不思饮食，食而不化，腹部胀滞，大便不调为特征。积久不消，天长日久，就会出现消化道和全身的病症，病久了耗伤小儿的正气和津液，可以出现极度消瘦，就会转为疳，故有"无积不成疳"，"积为疳之母"之说。因此古人说疳为干，身体消瘦耗厥之意。

一、病因

1.乳食伤脾由于喂养不当或不足，饮食过量或无定时，饥饱无度，或过食肥甘甜腻，损伤脾胃呃，脾胃运化失常，积滞内停。

2.脾胃虚弱小儿脾常不足，因伤乳食，久病，断乳，致脾胃虚弱，无以生化气血精微，输布无能，而致积滞。

二、治疗

（一）腹部常规手法

01 开璇玑

部位：璇玑穴，胸部前正中线上，胸骨上窝中央下1寸。

操作：以两手拇指或四指同时从璇玑穴自上而下依次从正中分推至季肋部8次。

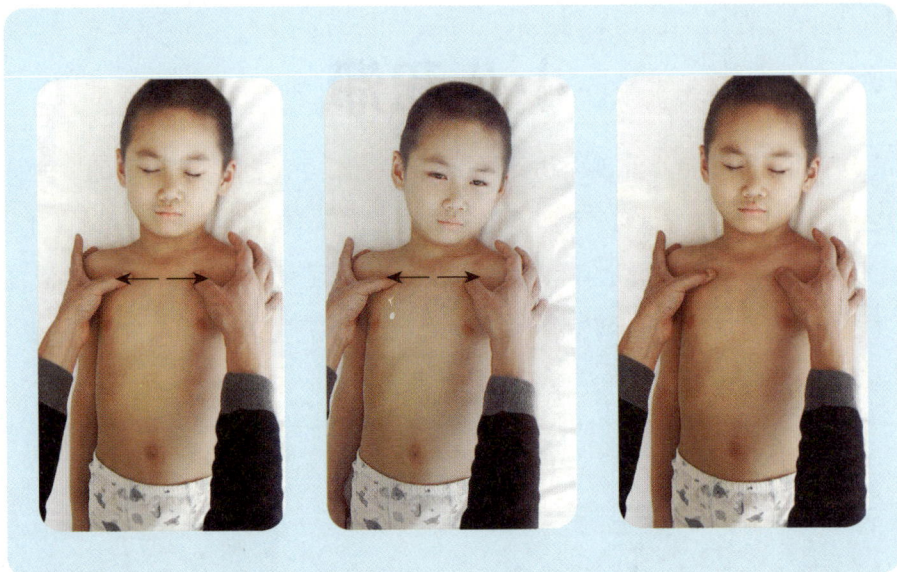

02 分推腹阴阳

两手拇指指腹从剑突起，分别朝胸胁部两边分推，边推边从上向下移动，直至脐平面10次。

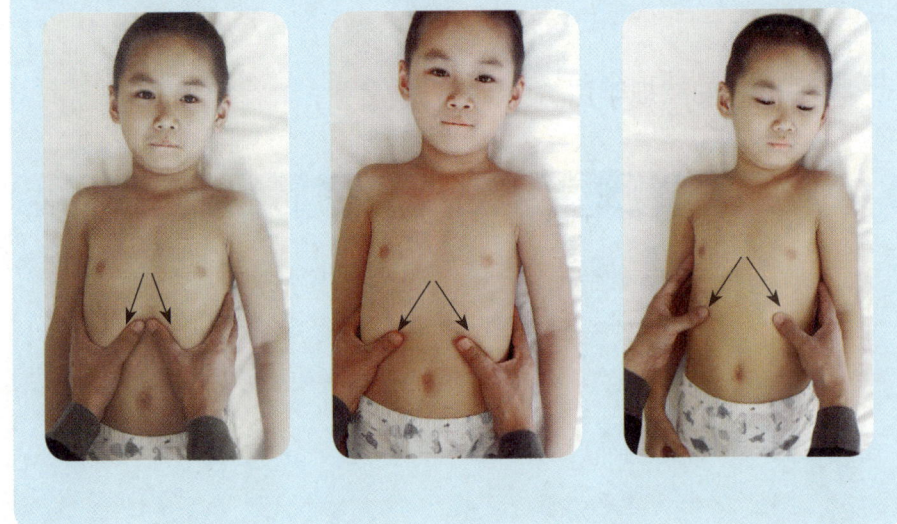

03 搓胁肋

两手置于患儿腋下，从上至下依次推抹搓揉 10~20 次，最后一次搓揉至脐平面时，双手拇指同时点按两侧天枢穴。此为1遍，操作3~6遍。

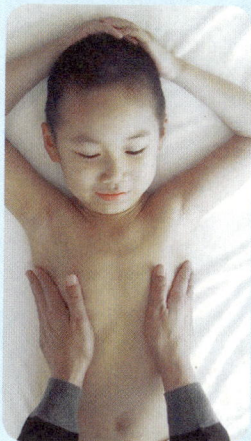

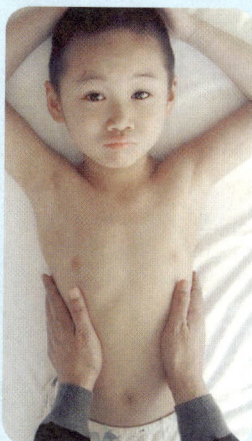

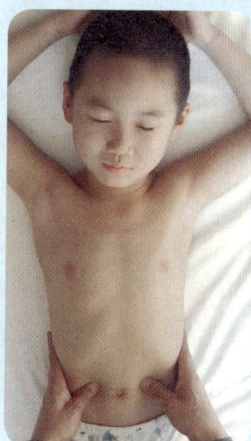

04 推任脉

两手交替从巨阙穴向下直推至脐部 24 次。

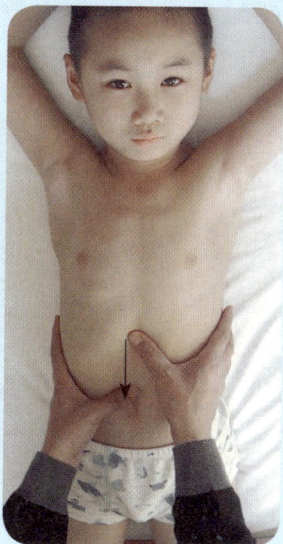

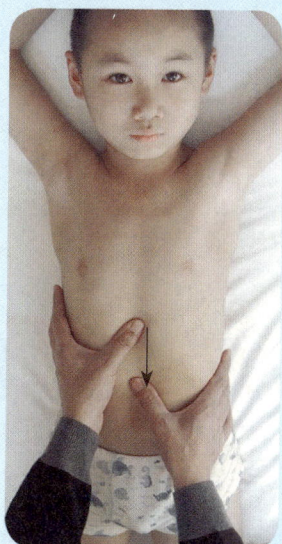

05 摩中脘

两手搓热，以右手劳宫穴对应中脘顺时针摩抚1~2分钟。

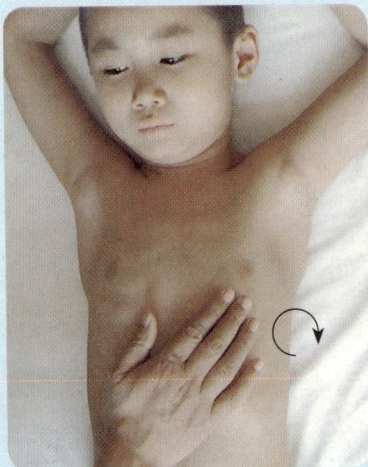

06 摩神阙

两手搓热，以右手劳宫穴对应神阙穴顺时针摩抚1~2分钟。

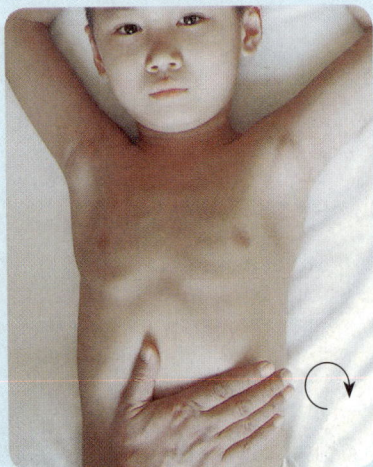

07 气沉丹田

从脐部向下推至耻骨联合部1分钟。

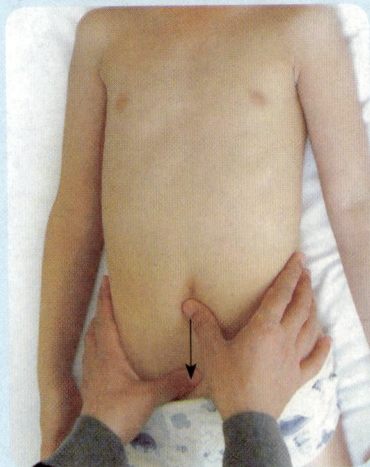

08 拿腹

根据孩子年龄的大小，两手或单手在腹部施行拿法半分钟。

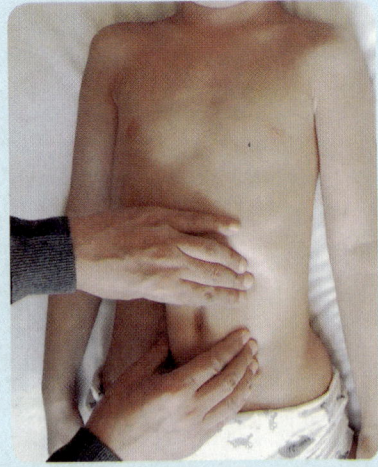

（1）直推三经五线各 3 次。

（2）摩腹 100 次。

（3）点揉巨阙 100 次。

（4）点揉天枢 100 次。

（二）其他手法

01 补脾经 300 次。

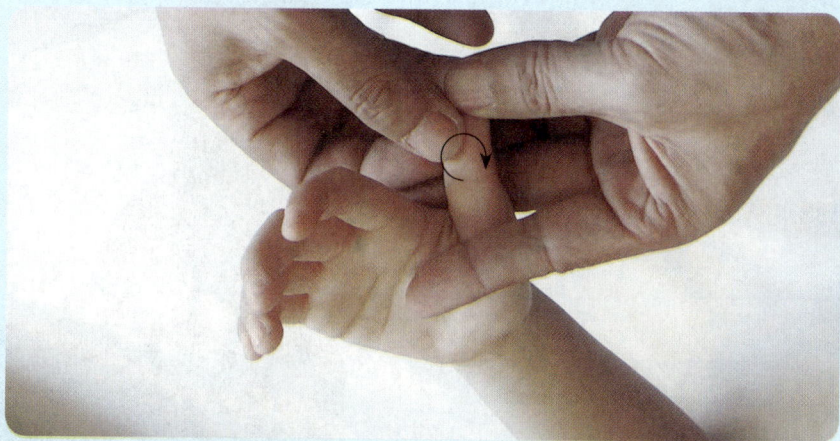

02 掐揉板门，揉 3 掐 1，约 10 遍。

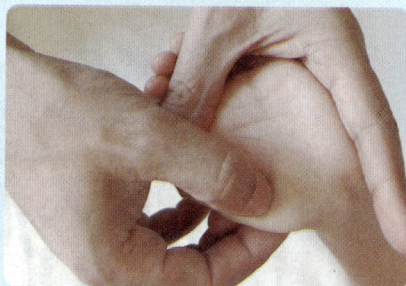

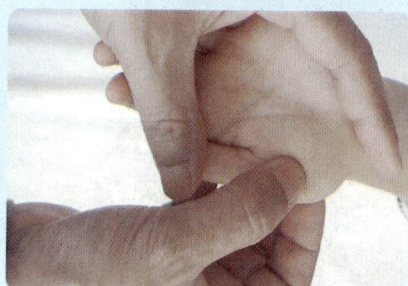

03 运内八卦 400 次。

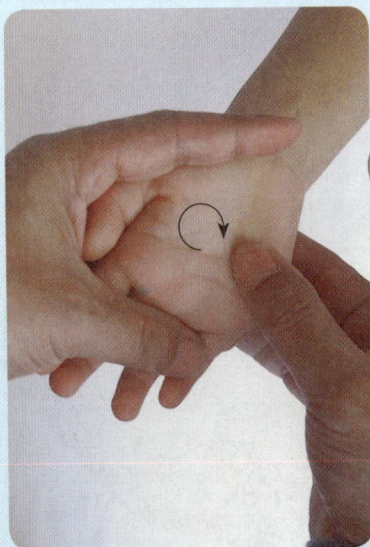

04 推掐揉四横纹。

横向推四横纹 200 次，再纵向推每一横纹令热，继从食指纹路起依次至小指，每指揉 3 掐 1，为 1 遍，共 5 遍。

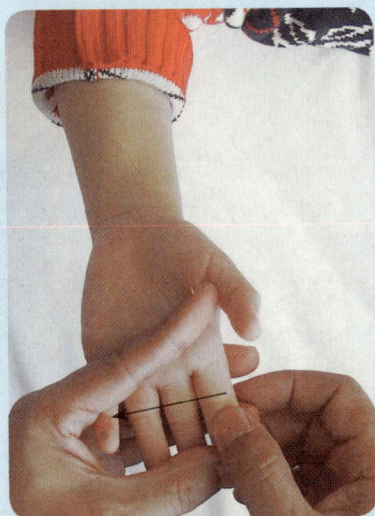

05 点揉足三里 50 次。

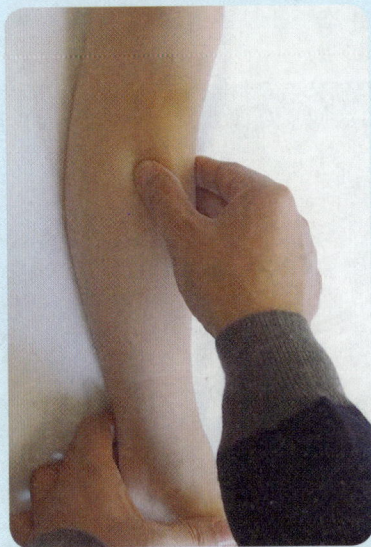

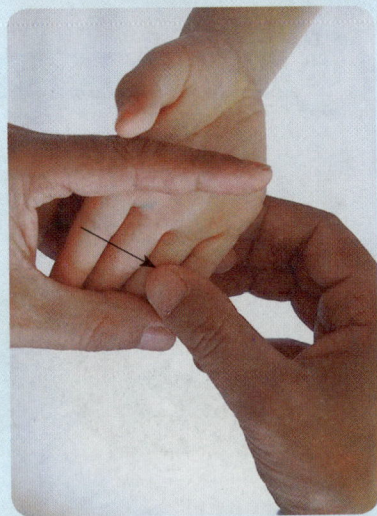

（三）督脉调理

01 调督脉。

　　沿着背部督脉及膀胱经五条线用拨、摸、啄法各做3遍。捏肌做4遍，捏肌及提法再做1遍。捏肌共5遍。在脾俞、胃俞、脾胃俞、肝胆俞部位可适当多操作几遍。以后背发热微红为好。

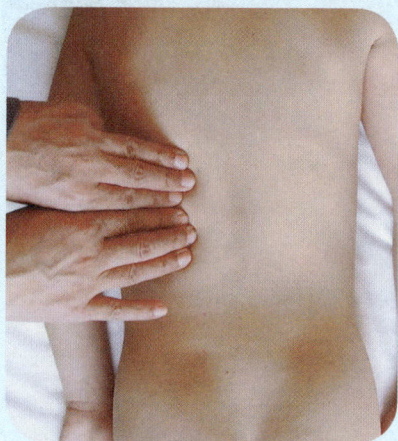

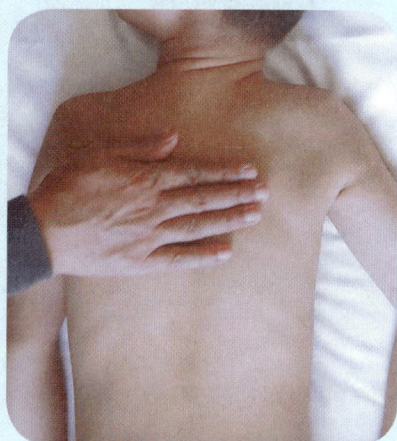

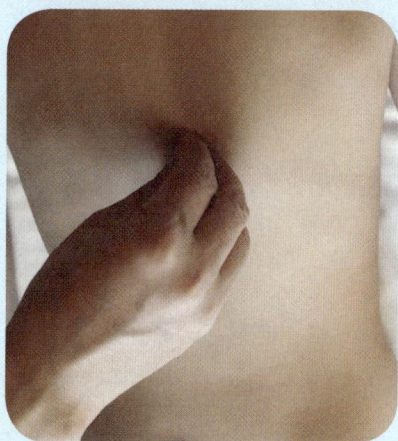

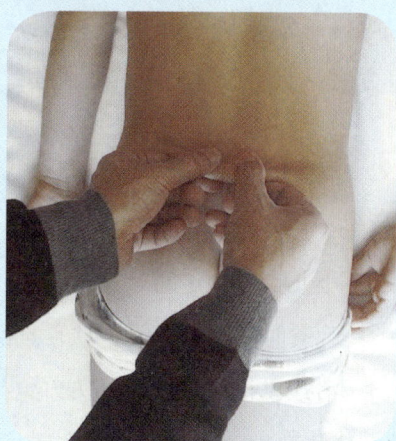

　　由于婴幼儿较小，父母手指相对较大，膀胱经的左右各两条线可以左右各一条线操作。

04 拿肩井穴 3 次。

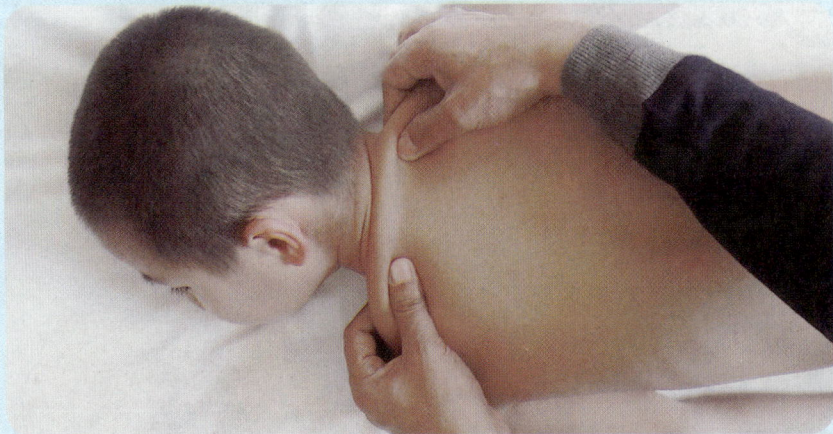

三、方药膳食调理

1. 可服用启脾丸，根据孩子年龄大小酌情给量。

2. 芡实莲子山楂粥

原料：芡实 10 克，莲子 10 克，小米 30 克，山楂 20 克，橘皮 10 克。

方法：上述食材洗净后加水煮，煮熟加少量蜂蜜食用。

四、注意事项

1. 小儿喂养须定时、定量、定质。

2. 晚餐时间不要太晚，饮食宜清淡、适量，临睡前不要再进食。

3. 治疗以早晨空腹时间为好，早晨时间胃气升发，此时治疗可以促进脾胃运化功能。

4. 防止小儿偏食，嗜食零食杂食的习惯，禁食海鲜、冷饮、煎炸、寒凉食品。

5. 早预防，早治疗，以免迁延日久累及其他脏腑而缠绵难愈。

小·儿咳嗽

小儿咳嗽是由于多种原因导致的肺及支气管受到感染损害，肺气上逆而引起的一种病症。小儿咳嗽外感居多，而内伤者少，四季均可发病，尤以冬春为多，一般预后良好。本病症以咳嗽为主要表现，咳嗽时作时止，有痰或无痰。因其病情迁延，反复缠绵，尤其是夜晚咳嗽发作，影响小儿睡眠，所以须积极治疗。

一、病因

1. 小儿素体虚弱，受外界风寒外邪，致使肺气不宣，形成咳嗽。

2. 小儿先天不足，或反复外感，致使脾肺受损，肺脾不足，耗伤正气，而生咳嗽。

3. 小儿素体阴虚，肺脏津液不足，而出现干咳久咳，声音嘶哑。

二、治疗

（一）腹部常规手法

01 开璇玑

部位：璇玑穴，胸部前正中线上，胸骨上窝中央下1寸。

操作：以两手拇指或四指同时从璇玑穴自上而下依次从正中分推至季肋部8次。

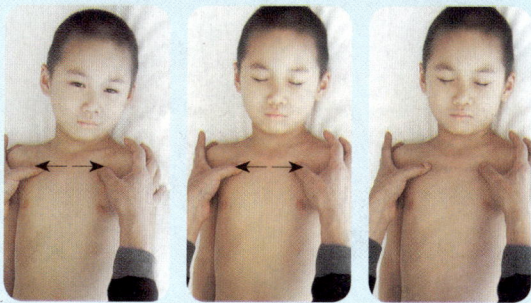

点揉天突穴 100 次，用示、中、无名指指面，沿胸骨柄从天突处至剑突上下纵向竖擦胸部，以发热为度。

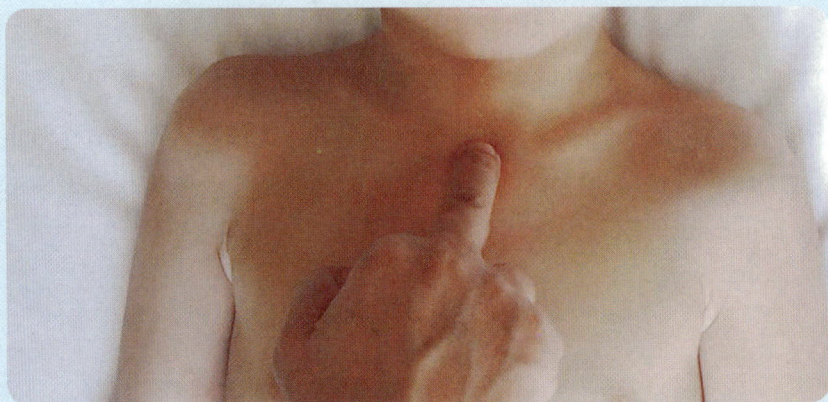

02 分推腹阴阳

两手拇指指腹从剑突起，分别朝胸胁部两边分推，边推边从上向下移动，直至脐平面 10 次。

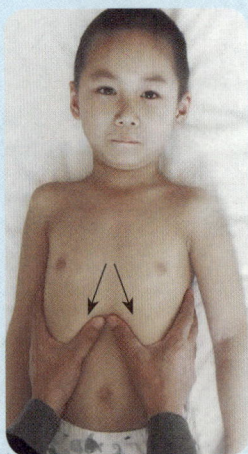

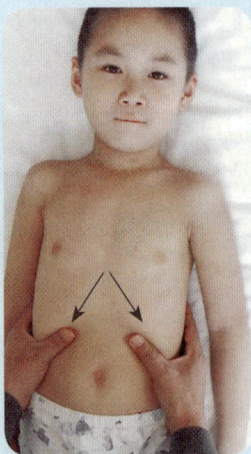

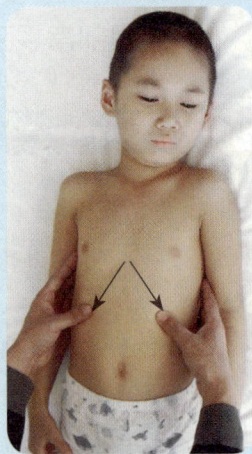

03 搓胁肋

两手置于患儿腋下，从上至下依次推抹搓揉 10~20 次，最后一次搓揉至脐平面时，双手拇指同时点按两侧天枢穴。此为 1 遍，操作 3~6 遍。

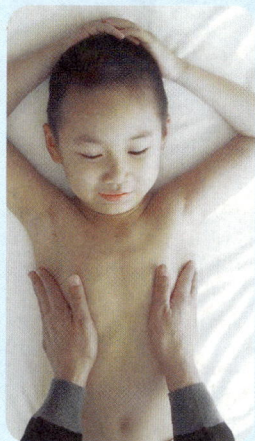

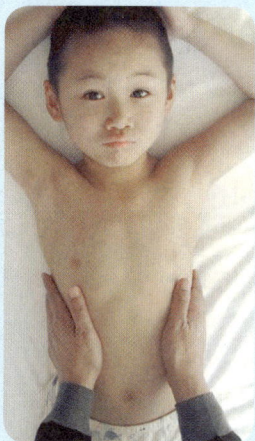

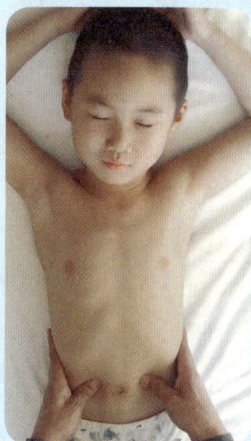

04 推任脉

两手交替从巨阙穴向下直推至脐部 24 次。

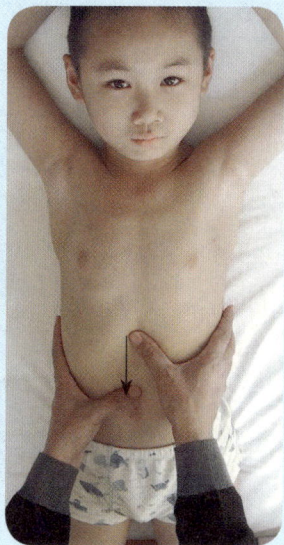

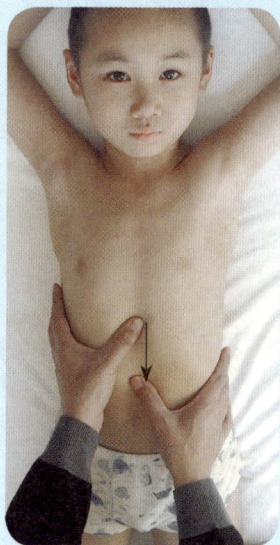

05 摩中脘

两手搓热，以右手劳宫穴对应中脘顺时针摩抚1~2分钟。

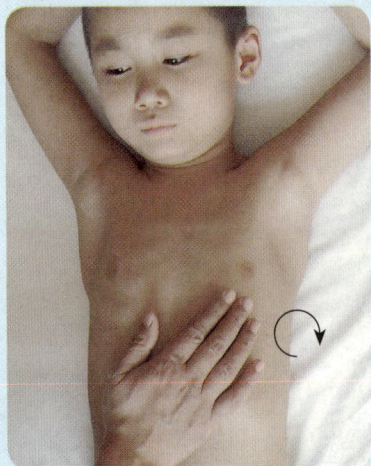

06 摩神阙

两手搓热，以右手劳宫穴对应神阙穴顺时针摩抚1~2分钟。

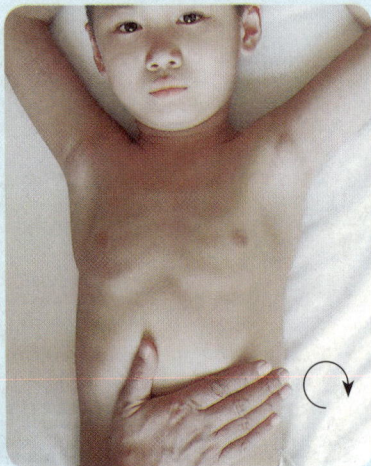

07 气沉丹田

从脐部向下推至耻骨联合部1分钟。

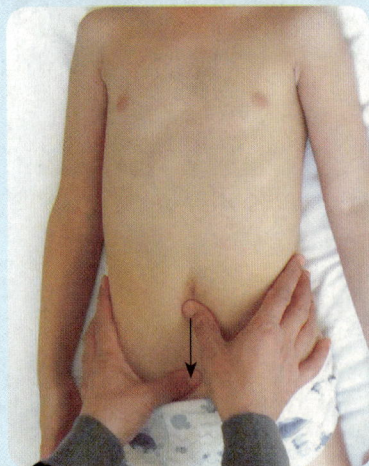

08 拿腹

根据孩子年龄的大小，两手或单手在腹部施行拿法半分钟。

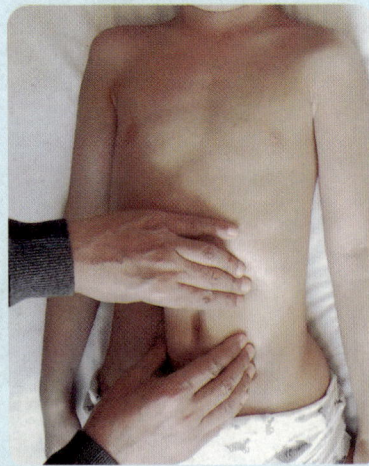

112

（1）直推三经五线各 3 次。

（2）推膻中穴 300 次。

（3）摩腹 100 次。

（4）点揉中脘 100。

（5）点揉巨阙 100 次。

（6）点揉天枢 100 次。

（二）其他手法

01 清补肺经 400 次。

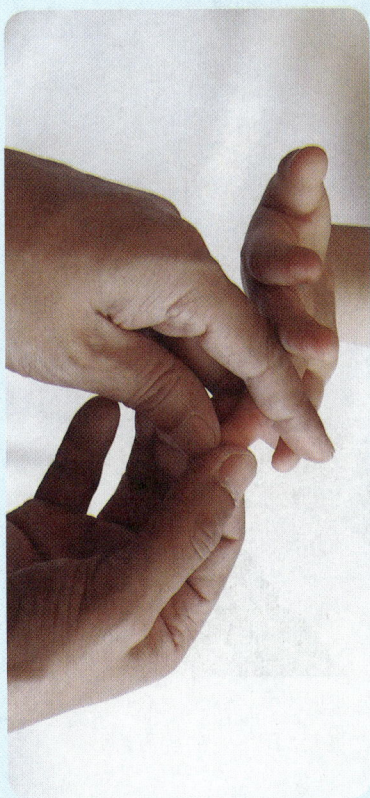

02 清肝经 400 次。

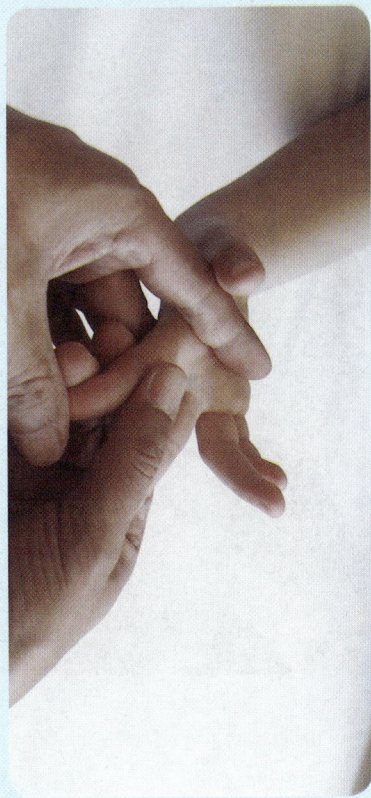

（三）督脉调理

01 调督脉。

　　沿着背部督脉及膀胱经五条线用拨、摸、啄法各做3遍。捏肌做4遍，捏肌及提法再做1遍。捏肌共5遍。在大椎穴、风门穴、肺俞、膏肓等肩胛与脊柱之间的的区域可适当多做摸法、擦法，以局部潮红潮湿为度。

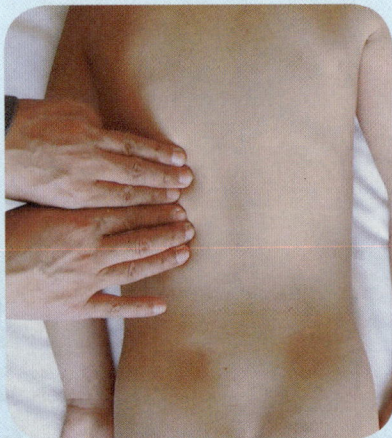

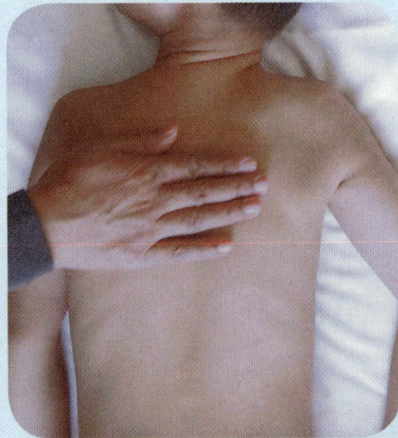

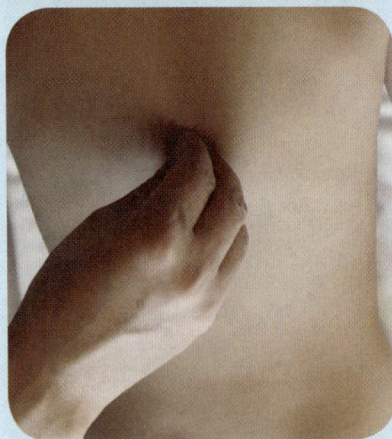

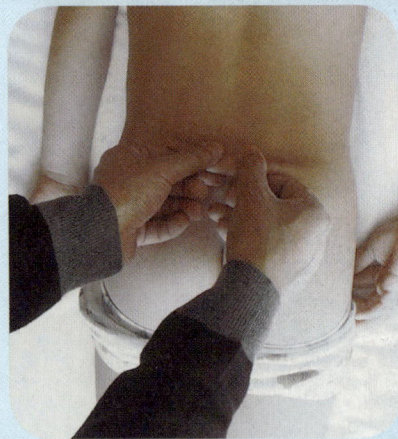

　　由于婴幼儿较小，父母手指相对较大，膀胱经的左右各两条线可以左右各一条线操作。

02 拿肩井穴 3 次。

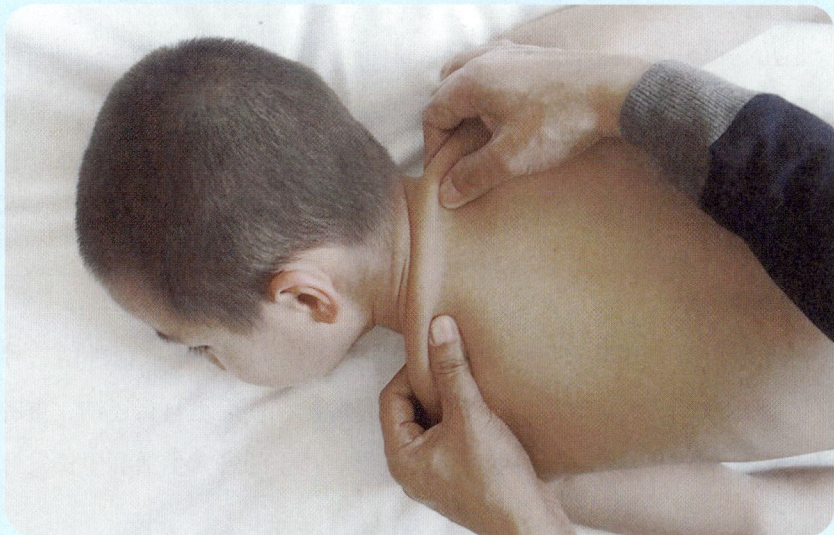

三、方药膳食调理

1. 咳嗽偏风热型的,可服用羚羊清肺丸;阴虚型的,可服用养阴清肺丸;或者两种药各服用一半,混合服用。

2. 川贝冰糖梨

梨最好选择大黄梨,其口感粗粒,渣子较多,挖去中间的梨核,放入 1~2 粒冰糖,同时把 10~15 粒川贝碾碎成粉,把梨拼好放入锅中蒸熟后服用。

四、注意事项

1. 少食辛辣香燥及肥甘厚腻的食物,防内伤乳食。

2. 外邪未解之前,忌食油腻荤腥;咳嗽未愈之前,忌食过咸过酸的食物。

小儿脱肛

小儿脱肛是指小儿直肠或直肠黏膜向外翻出，脱垂于肛门外的一种症状。多见于 3 岁以下的小儿，轻者在大便是脱出，便后可自行还纳，重者因啼哭或咳嗽等腹压增大时容易发生，严重影响孩子的日常生活和生长发育。

一、病因

小儿脱肛是指小儿直肠或直肠黏膜向外翻出，脱垂于肛门外的一种症状。多见于 3 岁以下的小儿，轻者在大便是脱出，便后可自行还纳，重者因啼哭或咳嗽等腹压增大时容易发生，严重影响孩子的日常生活和生长发育。

二、治疗

（一）腹部常规手法

01 开璇玑

部位：璇玑穴，胸部前正中线上，胸骨上窝中央下 1 寸。

操作：以两手拇指或四指同时从璇玑穴自上而下依次从正中分推至季肋部 8 次。

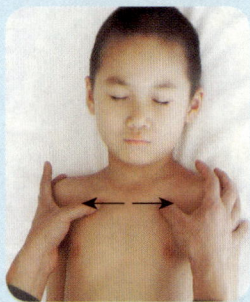

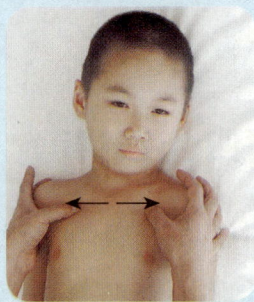

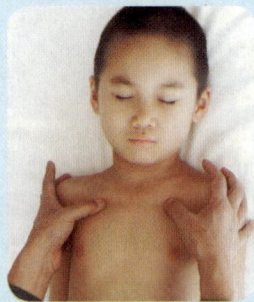

02 分推腹阴阳

两手拇指指腹从剑突起，分别朝胸胁部两边分推，边推边从上向下移动，直至脐平面10次。

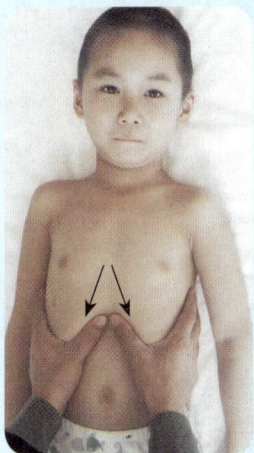

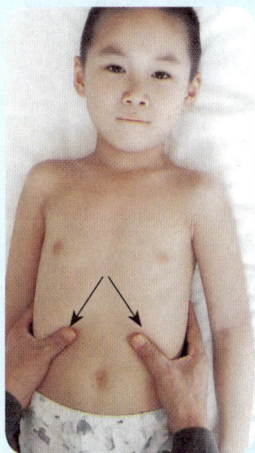

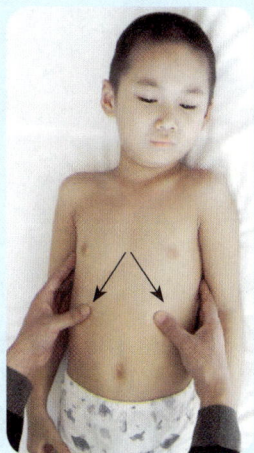

03 搓胁肋

两手置于患儿腋下，从上至下依次推抹搓揉10~20次，最后一次搓揉至脐平面时，双手拇指同时点按两侧天枢穴。此为1遍，操作3~6遍。

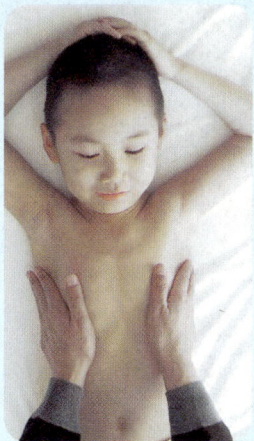

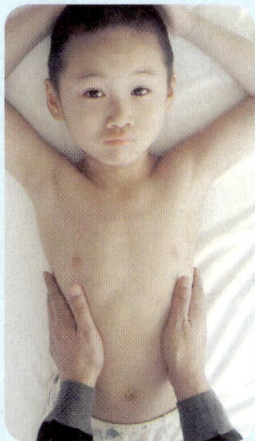

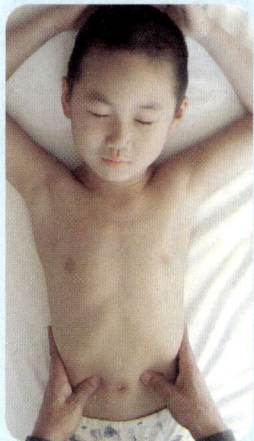

04 推任脉

两手交替从巨阙穴向下直推至脐部 24 次。

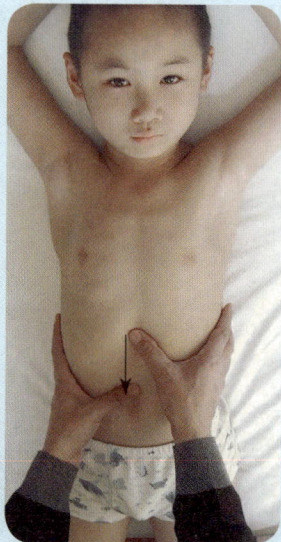

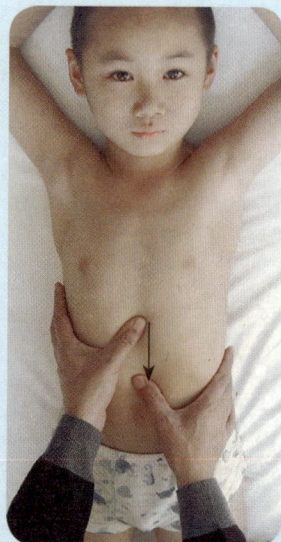

05 摩中脘

两手搓热，以右手劳宫穴对应中脘顺时针摩抚 1~2 分钟。

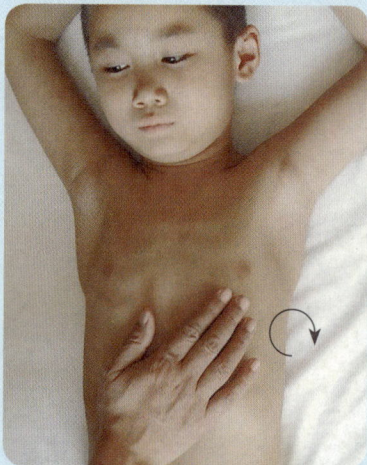

06 摩神阙

两手搓热，以右手劳宫穴对应神阙穴顺时针摩抚 1~2 分钟。

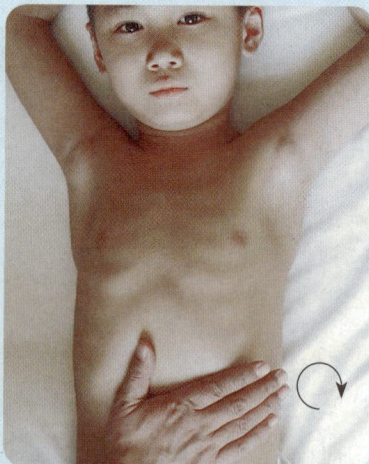

07 气沉丹田

从脐部向下推至耻骨联合部 1 分钟。

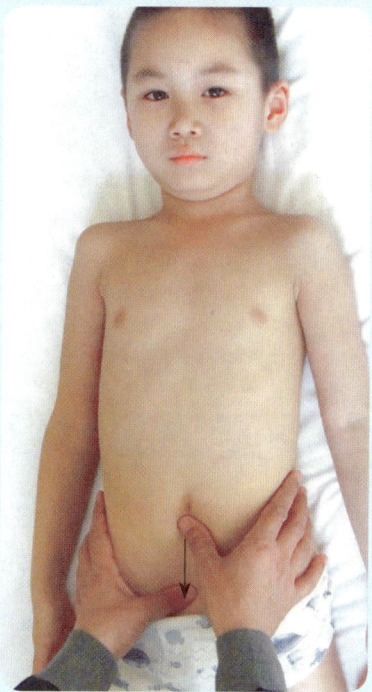

08 拿腹

根据孩子年龄的大小，两手或单手在腹部施行拿法半分钟。

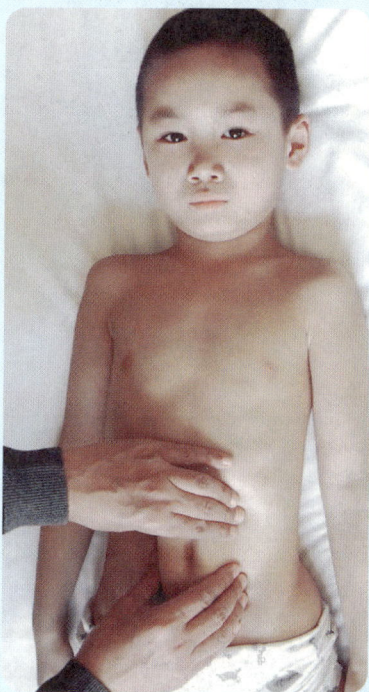

（1）直推三经五线各 3 次。

（2）摩腹 100 次。

（3）点揉气海 100 次。

（4）点揉关元 100 次。

（二）其他手法

01 点揉百会 100 次。

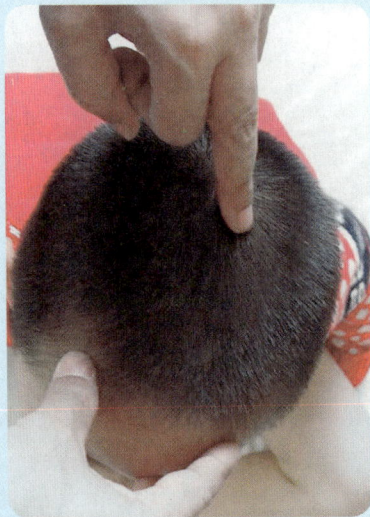

02 补脾经 400 次。

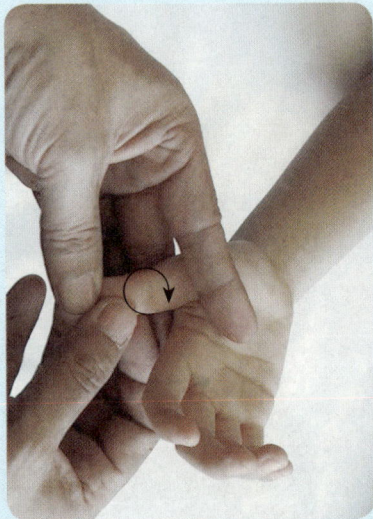

03 清补大肠 400 次。

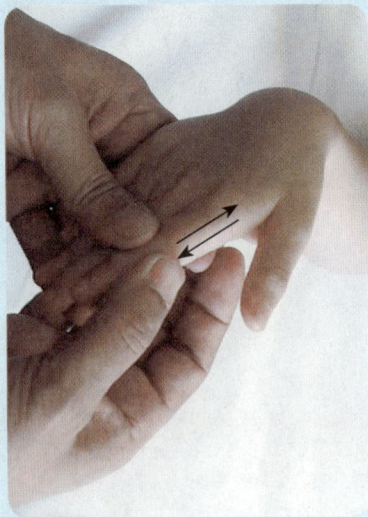

04 揉足三里 30 次。

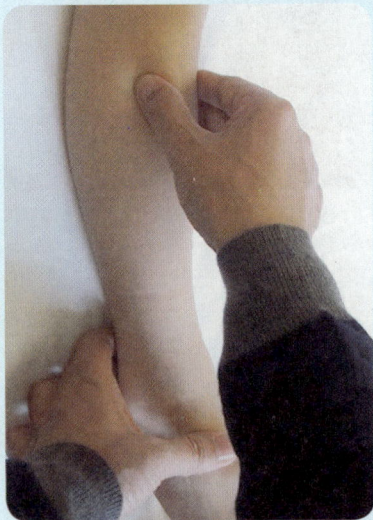

（三）督脉调理

01 调督脉。

　　沿着背部督脉及膀胱经五条线用拨、摸、啄法各做3遍。捏肌做4遍，捏肌及提法再做1遍。捏肌共5遍。在肺俞、脾胃俞、三焦俞、大小肠俞、腰骶部等部位可适当多操作几遍。以后背发热微红为好。

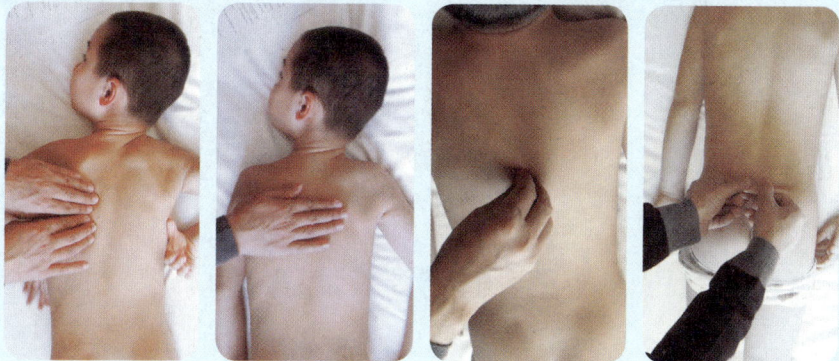

　　由于婴幼儿较小，父母手指相对较大，膀胱经的左右各两条线可以左右各一条线操作。

02 推上七节骨400次，以局部潮红为度。

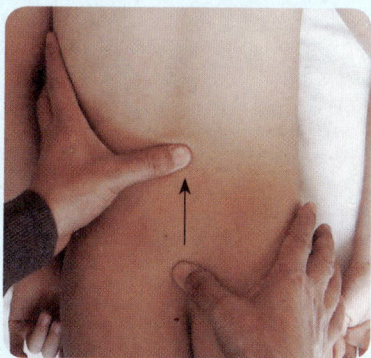

03 揉龟尾400次。

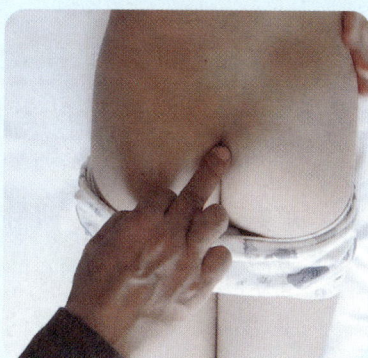

04 拿肩井穴 9 次。

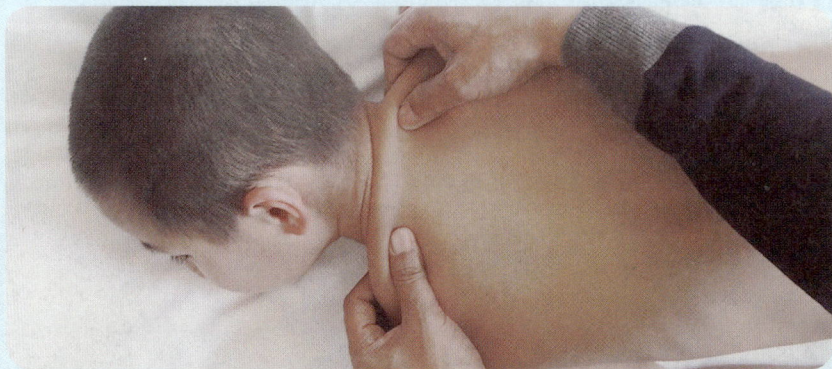

三、方药膳食调理

1. 气虚脱肛：可用同仁堂的补中益气丸。

2. 热性脱肛：可用薏苡仁赤小豆芡实粥。

原料：生薏苡仁 30 克，赤小豆 15 克，芡实 10 克，小米 30 克。

方法：先用水将以上原料洗净，然后用水浸泡薏苡仁、赤小豆、芡实 30 分钟，加入小米共煮熟后食用。

四、注意事项

1. 注意小儿肛周护理，每次大便后应用温水冲洗，并轻轻将脱出的直肠揉托上去。应防止擦伤，以免引起感染。

2. 禁食海鲜、冷饮、煎炸、辛辣食品。

3. 避免小儿蹲式排便，可由家长抱着排便或坐小儿坐便盆排便。

4. 避免引起小儿腹压增高的因素，如哭闹、咳嗽等。

5. 注意治疗引起小儿脱肛的原发疾病，如便秘、腹泻等。

小·儿贫血

小儿贫血中，最常见的是营养性缺铁性贫血。多见于 6 个月至 3 岁的小儿。轻度贫血可无自觉症状，中度以上的贫血，可出现头晕乏力、食欲缺乏、烦躁等，并伴有不同程度的面色苍白，指甲、口唇和眼结膜苍白。长期轻至中度贫血，可导致脏腑功能失调，免疫力低下，部分患儿可有肝脾大。

一、病因

1. 先天不足由于孕期调护不当或孕母体弱，致使孕母气血生化不足，影响胎儿生长发育而发生贫血。

2. 后天喂养不当小儿脾胃运化功能薄弱，若家长喂养不当，孩子偏食少食，未能及时添加辅食；或母乳量不足，质地清淡；或孩子患病致脾胃损伤，气血生化不足而引起小儿贫血。

二、治疗

（一）腹部常规手法

01 开璇玑

部位：璇玑穴，胸部前正中线上，胸骨上窝中央下 1 寸。

操作：以两手拇指或四指同时从璇玑穴自上而下依次从正中分推至季肋部 8 次。

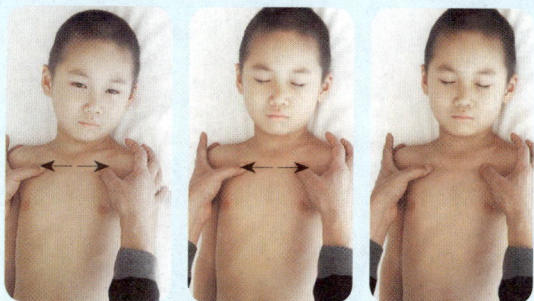

02 分推腹阴阳

两手拇指指腹从剑突起，分别朝胸胁部两边分推，边推边从上向下移动，直至脐平面10次。

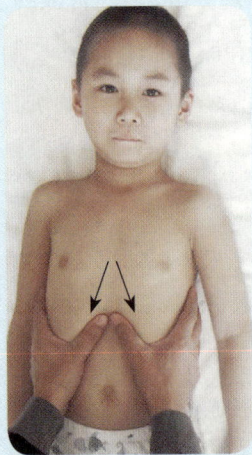

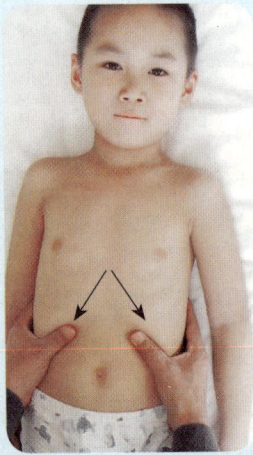

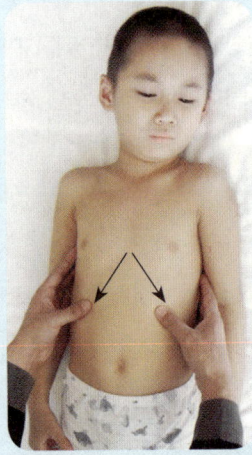

03 搓胁肋

两手置于患儿腋下，从上至下依次推抹搓揉10~20次，最后一次搓揉至脐平面时，双手拇指同时点按两侧天枢穴。此为1遍，操作3~6遍。

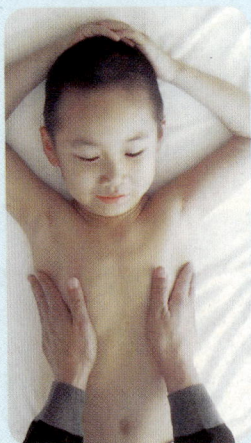

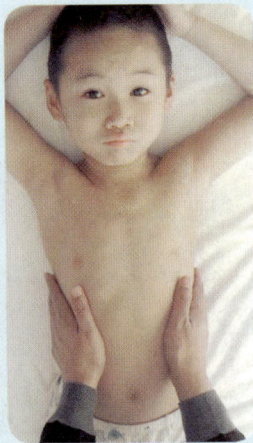

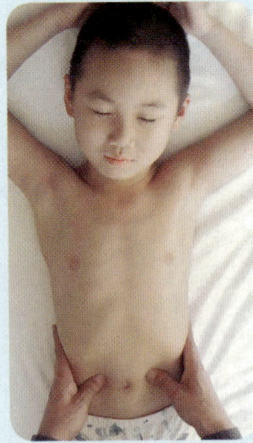

04 推任脉

两手交替从巨阙穴向下直推至脐部 24 次。

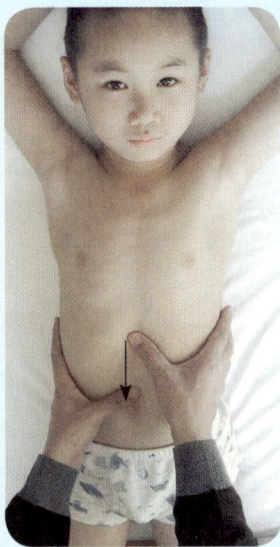

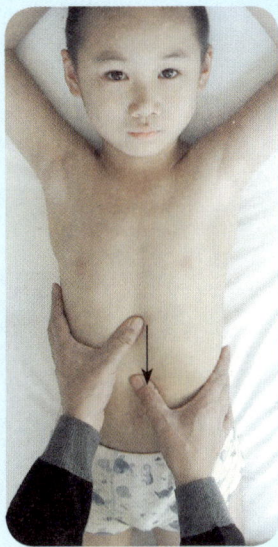

05 摩中脘

两手搓热，以右手劳宫穴对应中脘顺时针摩抚1~2分钟。

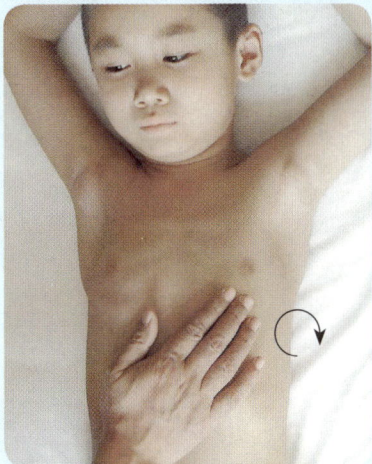

06 摩神阙

两手搓热，以右手劳宫穴对应神阙穴顺时针摩抚1~2分钟。

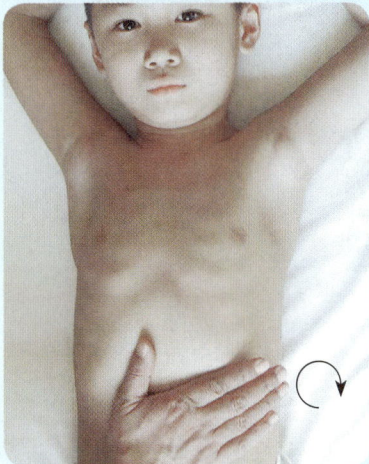

07 气沉丹田

从脐部向下推至耻骨联合部 1 分钟。

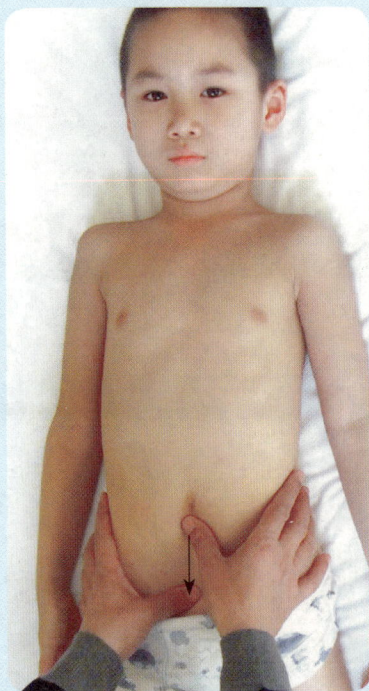

08 拿腹

根据孩子年龄的大小，两手或单手在腹部施行拿法半分钟。

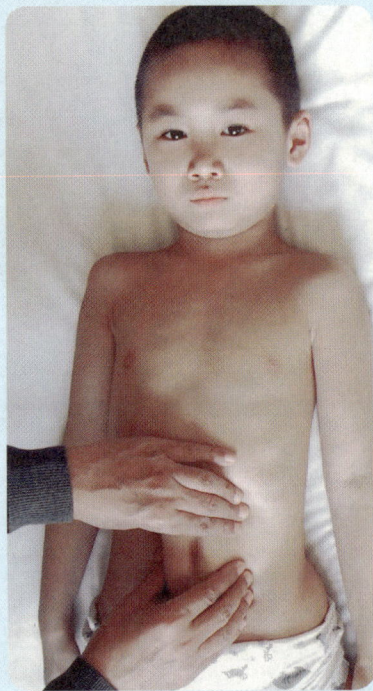

（1）直推三经五线各 3 次。

（2）摩腹 100 次。

（3）点揉关元 100 次。

（二）其他手法

01 补脾经 400 次。

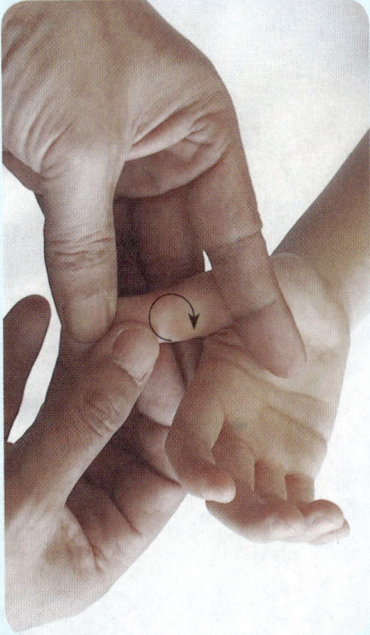

02 补肾经 400 次。

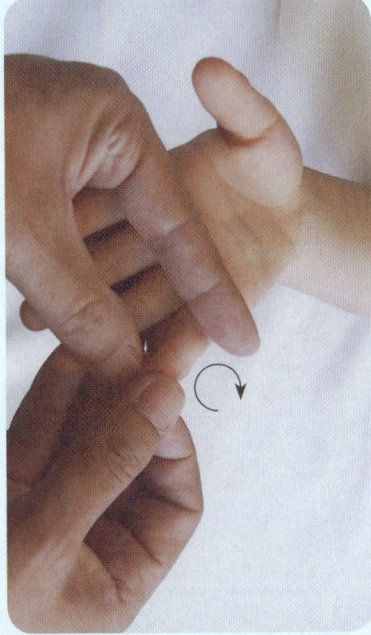

03 清肝经 200 次。

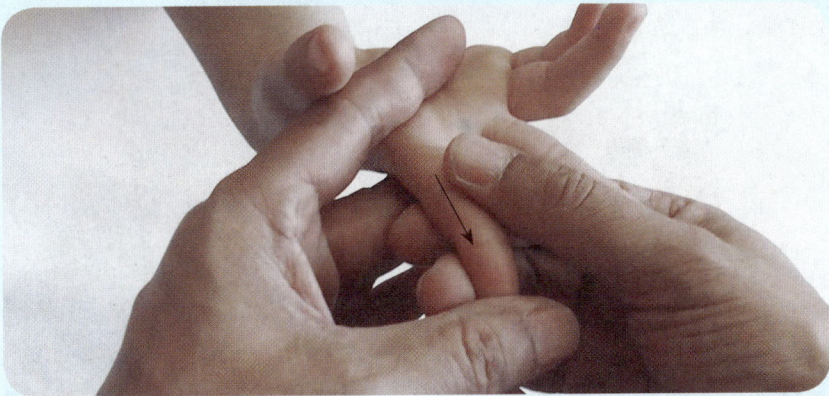

04 掐揉板门，揉 3 掐 1，约 10 遍。

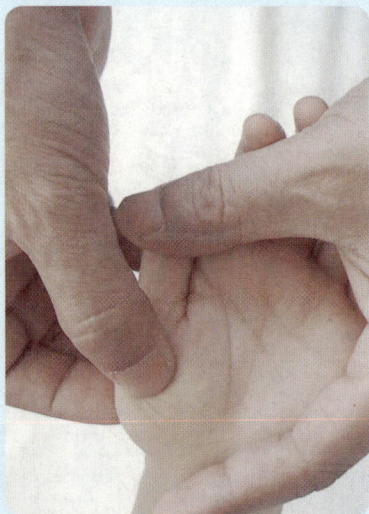

05 运内八卦 400 次。

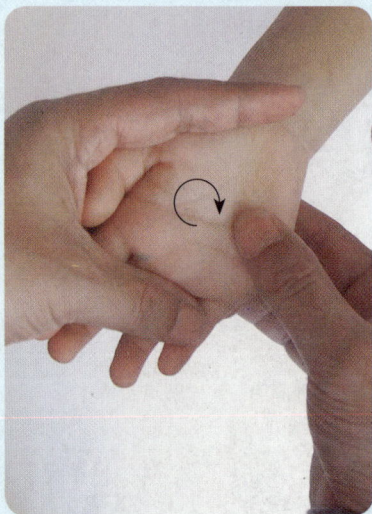

06 推掐揉四横纹。

横向推四横纹 200 次，再纵向推每一横纹令热，继从食指纹路起依次至小指，每指揉 3 掐 1，为 1 遍，共 5 遍。

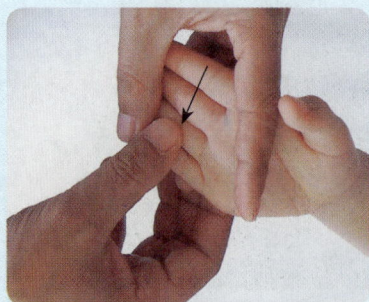

07 点揉足三里 50 次。

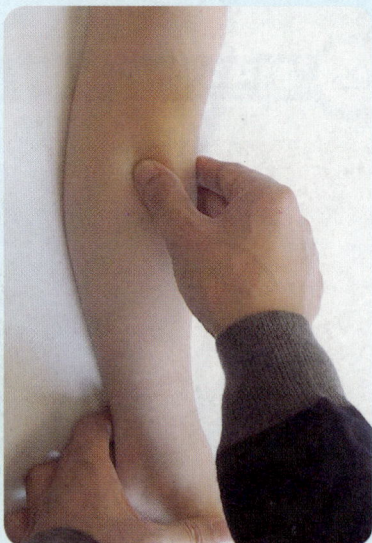

（三）督脉调理

01 调督脉。

沿着背部督脉及膀胱经五条线用拨、摸、啄法各做3遍。捏肌做4遍，捏肌及提法再做1遍。捏肌共5遍。在脾俞、胃俞、肝俞、胆俞、三焦俞、肾俞穴处可适当多操作几遍，以局部有温热发红为度。

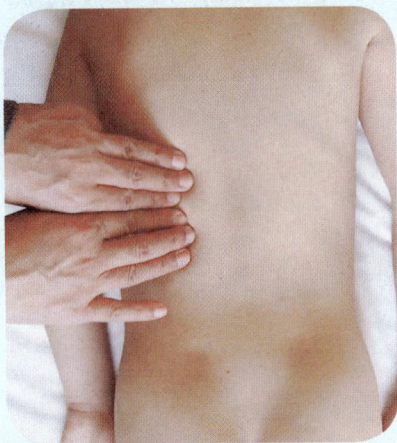

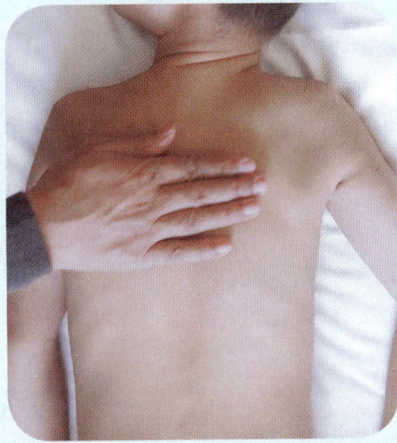

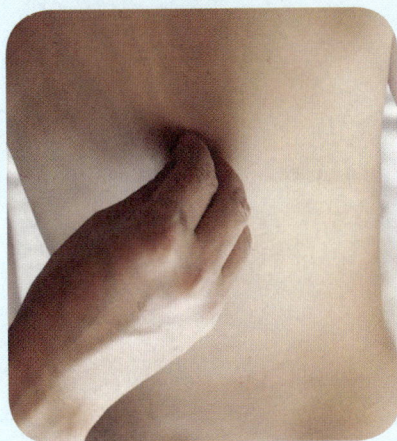

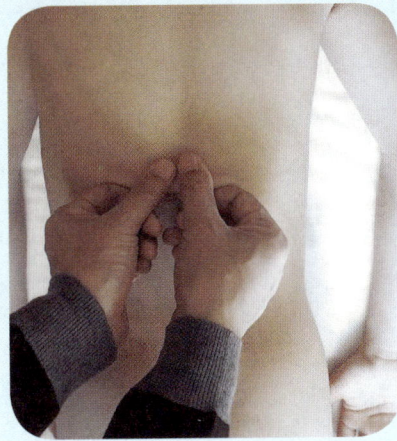

由于婴幼儿较小，父母手指相对较大，膀胱经的左右各两条线可以左右各一条线操作。

02 拿肩井穴 3 次。

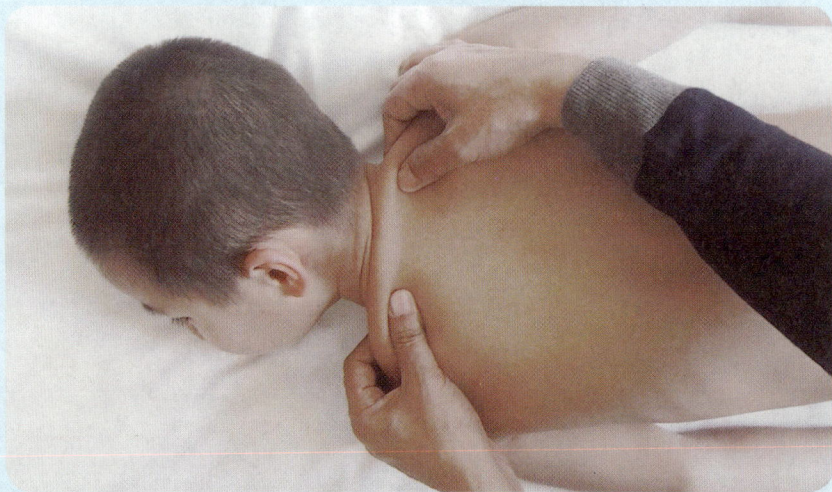

三、方药膳食调理

1. 可口服八珍制剂。

2. 山药苡仁大枣粥

原料：山药 20 克，薏苡仁 20 克，大枣 10 枚，大米 30 克。

方法：把山药，薏苡仁，大枣洗净，大枣核去掉，同大米一起加水煎熬至大米烂熟。适用于脾胃虚弱贫血的小儿服用。

3. 艾灸关元穴。

四、注意事项

1. 适度补充含铁高的食品，如动物肝。

2. 补充富含营养的食物，食物宜软烂易消化。

小·儿腹痛

腹痛是小儿常见的一种病症，一般多发生于胃脘以下、脐周及耻骨以上的部位。由于肝、胆、脾、胃、肠、肾、膀胱等脏腑均居于腹内，足三阴、足阳明、足少阳、冲、任、带等经脉都循行腹部，所以无论外感内伤都会影响到上述脏腑经脉正常的功能，导致气机郁滞不通，气血运行受阻或气血温养不足，均可引起腹痛。

现代医学认为，腹痛可分为器质性腹痛与功能性腹痛，本文所指的腹痛是指无外科急腹症指征的功能性虚寒腹痛。

一、病因

小儿脾胃发育不完善，消化吸收功能要比成人弱，因此脾常不足，一旦护理不当，就容易出现脘腹部受凉、受寒的情况，加上小儿寒温不知自调，就容易生病。

1.感受寒邪寒气侵袭，寒主收引，寒气抟结于肠间，气血瘀阻就会产生疼痛。

2.乳食积滞乳食不节，喂养适当，食停中焦，气机郁阻不通；或郁久化热，热结肠胃，腑气不通，燥热闭结而腹痛。

3.脾胃虚弱先天禀赋不足，或后天调养不当，脾胃虚寒，脾阳不足，运化无能，容易寒湿停滞，气血失养，导致腹痛。

二、治疗

（一）腹部常规手法

01 开璇玑

部位：璇玑穴，胸部前正中线上，胸骨上窝中央下1寸。

操作：以两手拇指或四指同时从璇玑穴自上而下依次从正中分推至季肋部8次。

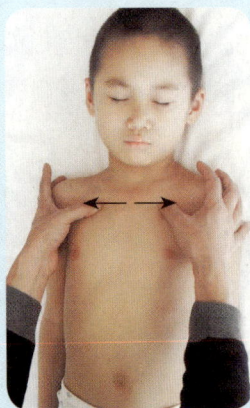

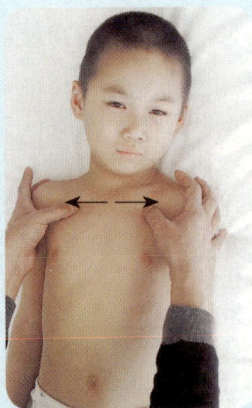

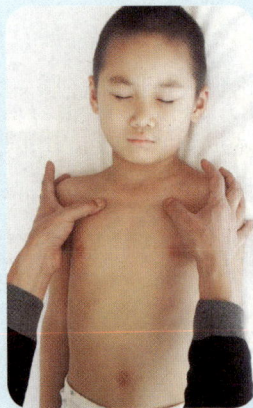

02 分推腹阴阳

两手拇指指腹从剑突起，分别朝胸胁部两边分推，边推边从上向下移动，直至脐平面10次。

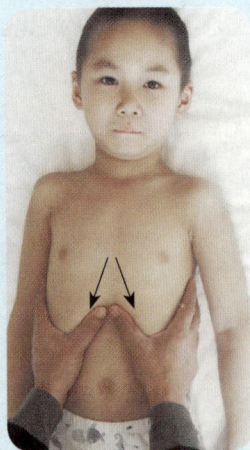

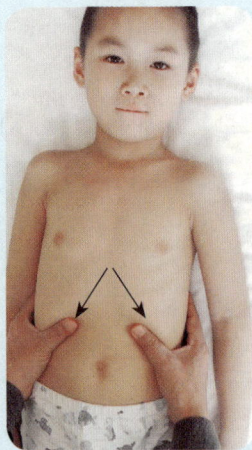

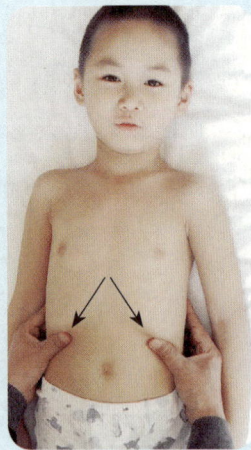

03 搓胁肋

两手置于患儿腋下，从上至下依次推抹搓揉 10~20 次，最后一次搓揉至脐平面时，双手拇指同时点按两侧天枢穴。此为 1 遍，操作 3~6 遍。

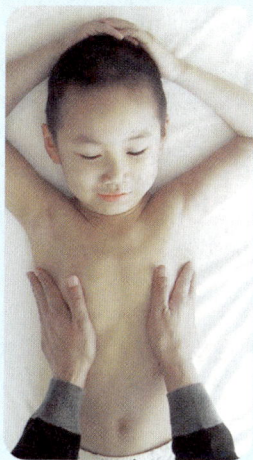

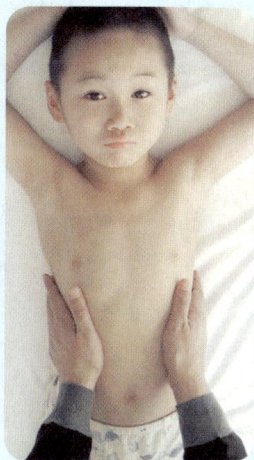

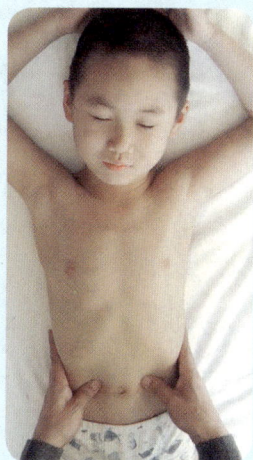

04 推任脉

两手交替从巨阙穴向下直推至脐部 24 次。

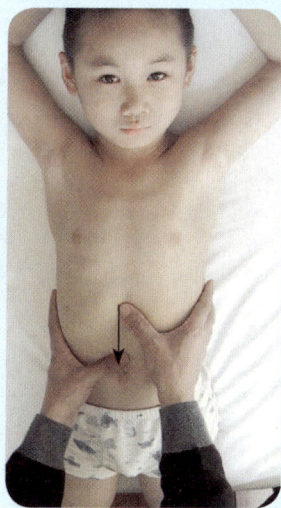

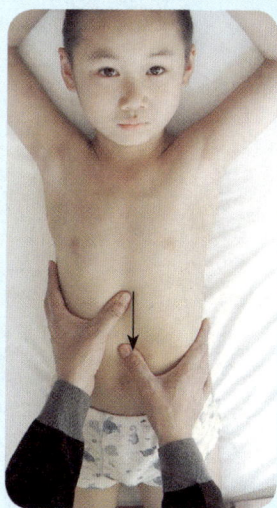

05 摩中脘

两手搓热，以右手劳宫穴对应中脘顺时针摩抚1~2分钟。

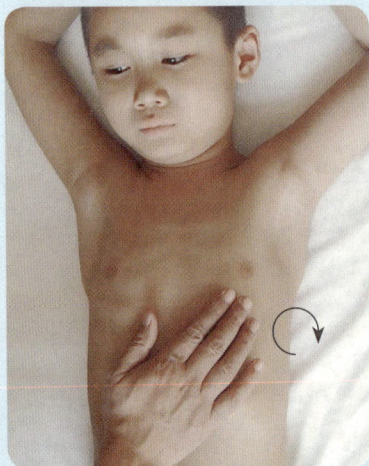

06 摩神阙

两手搓热，以右手劳宫穴对应神阙穴顺时针摩抚1~2分钟。

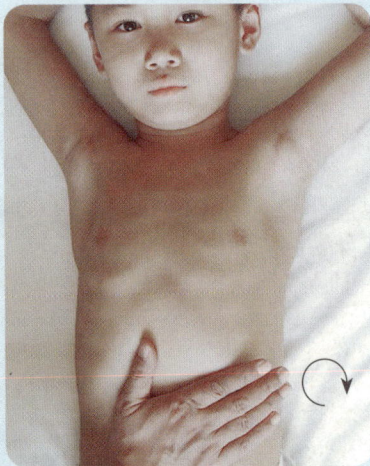

07 气沉丹田

从脐部向下推至耻骨联合部1分钟。

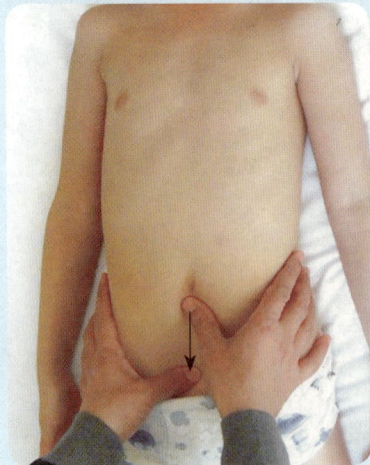

08 拿腹

根据孩子年龄的大小，两手或单手在腹部施行拿法半分钟。

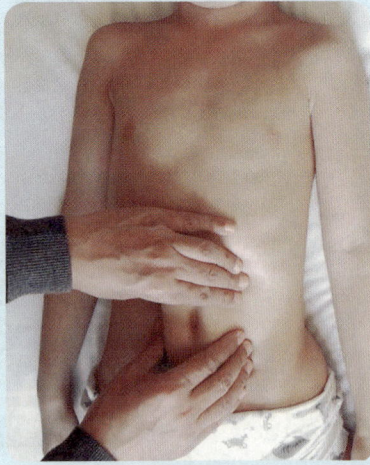

09 拿肚角各 3 次。

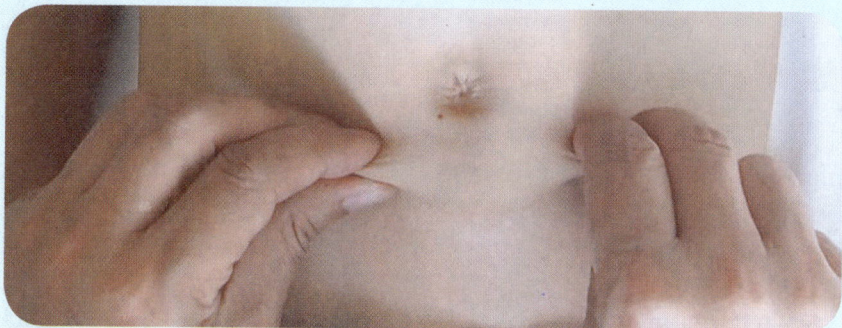

（1）推三经五线各 3 次。

（2）摩腹 100 次。

（3）点揉天枢 100 次。

（二）其他手法

01 补脾经 400 次。

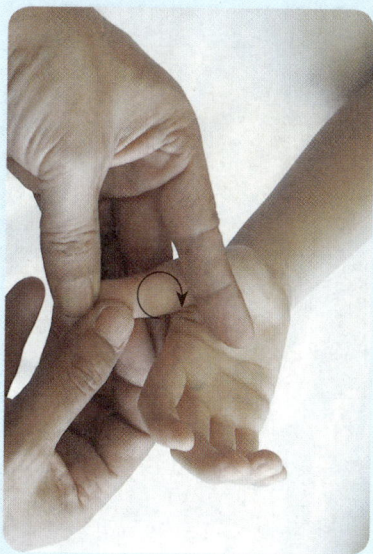

02 揉外劳宫 300 次。

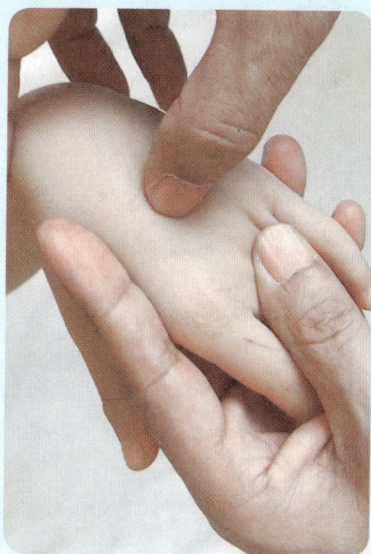

03 推上三关 300 次。

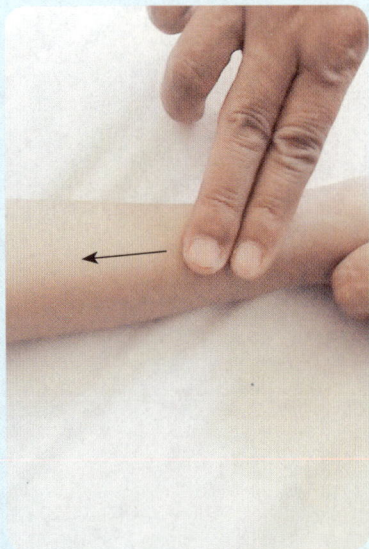

04 按揉一窝风 200 次。

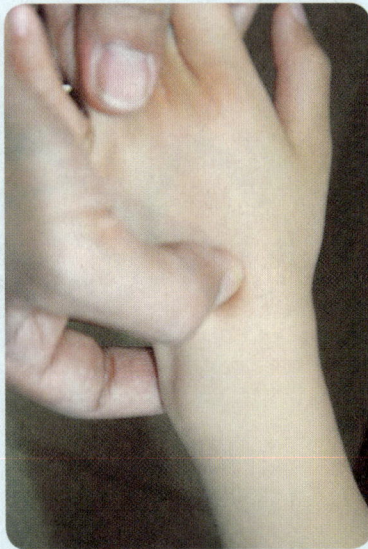

05 按揉内关 200 次。

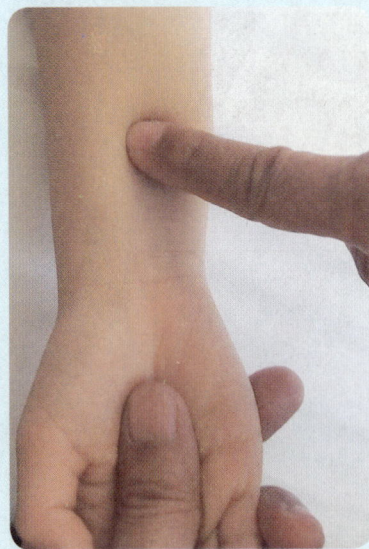

06 足冷加擦涌泉 100 次。

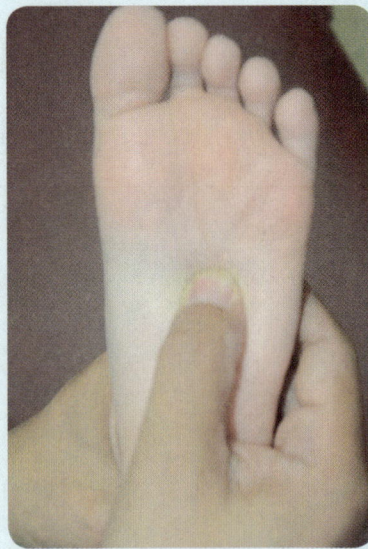

（三）督脉调理

01 调督脉。

沿着背部督脉及膀胱经五条线用拨、摸、啄法各做 3 遍。捏肌做 4 遍，捏肌及提法再做 1 遍。捏肌共 5 遍。在脾俞、胃俞、肝俞、胆俞、三焦俞处可适当多操作几遍，以局部有温热发红为度。

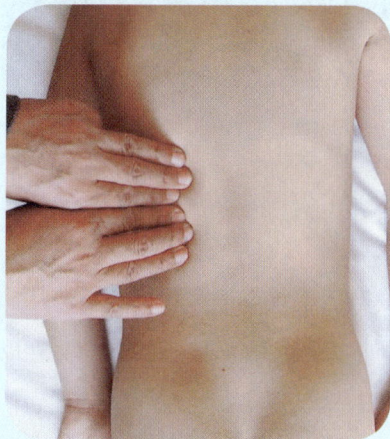

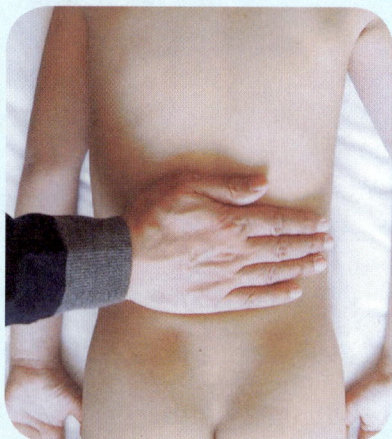

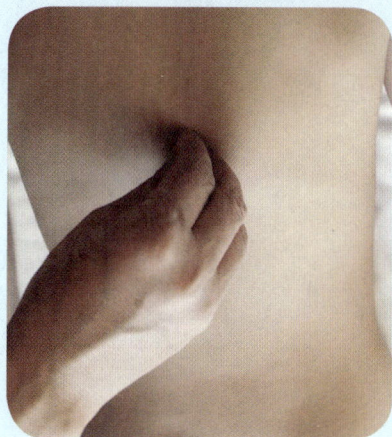

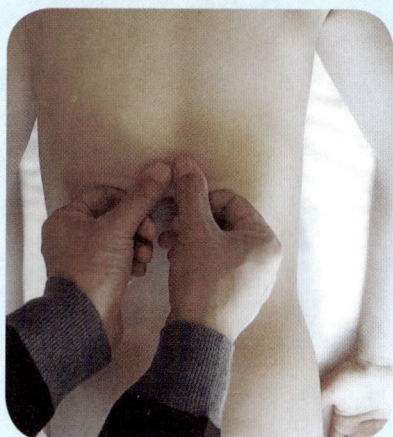

由于婴幼儿较小，父母手指相对较大，膀胱经的左右各两条线可以左右各一条线操作。

02 拿肩井穴 3 次。

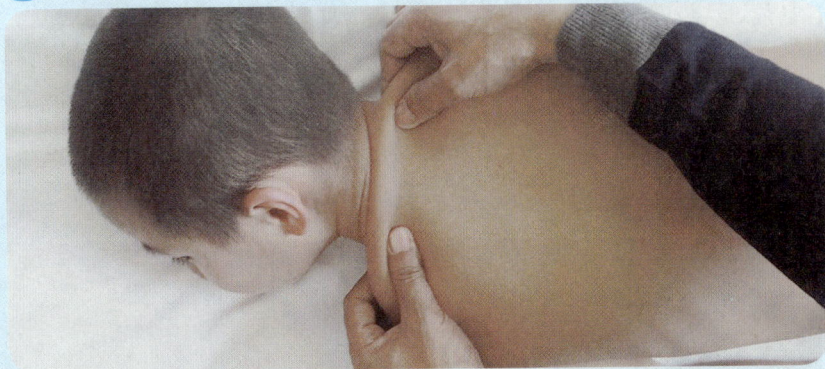

三、方药膳食调理

1. 如果是寒邪引起的腹痛，可以根据孩子年龄的大小，适量服用附子理中丸少许。亦可把附子理中丸用风湿止痛膏贴敷于孩子的脐部。在贴敷前要对脐部进行酒精消毒。

2. 山药莲子粥

原料：山药 10 克，莲子 10 克，大米 30 克。

方法：将上述原料洗净，加水适量同大米同煮熬粥，煮熟后加红糖适量食用，适合于脾胃虚弱的虚寒性腹痛者。

3. 艾灸中脘 20 分钟，以局部红热为好。

四、注意事项

1. 治疗最好选择在早晨空腹时间进行。

2. 避免感受风寒，注意腹部保暖。

3. 合理喂养，适量进食，食贵有节。

4. 不可食生冷瓜果、煎炸、寒凉食品。

5. 注意与急腹症的腹痛相鉴别，以免贻误病情。

小·儿呕吐

小儿呕吐是指乳食从口中吐出为主症的一种儿科常见病症。各年龄阶段的儿童均可发生，但以婴幼儿多见。多因脾胃不和，或内伤乳食，大惊卒恐，以及其他脏腑疾病影响到胃的受纳，致使胃失和降，胃气上逆，导致呕吐。

乳汁自口角溢出，亦是婴幼儿时期比较常见的现象，称为"溢乳"。这是由于胃内乳汁较多，或吮乳时吞入少量空气所致，也与乳儿胃呈水平位，贲门括约肌软弱，幽门括约肌紧张度高这一解剖特点有关，所以，溢乳现象不属病态。

一、病因

胃以降为和，凡因外感内伤导致胃失和降，胃气上逆都可引起呕吐。

1.饮食失调由于小儿过食过量，或者嗜食肥甘厚味，或饮食无规律，或饮食不洁等原因导致胃气上逆。

2.脾胃虚弱病后虚弱，胃气不足，运化失司，不能承受水谷而引起胃失和降。

二、治疗

（一）腹部常规手法

01 开璇玑

部位：璇玑穴，胸部前正中线上，胸骨上窝中央下1寸。

操作：以两手拇指或四指同时从璇玑穴自上而下依次从正中分推至季肋部8次。

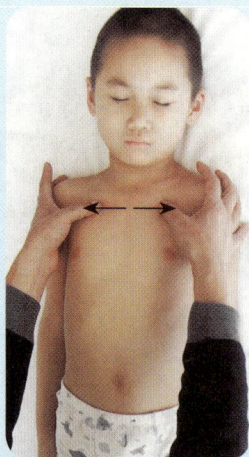

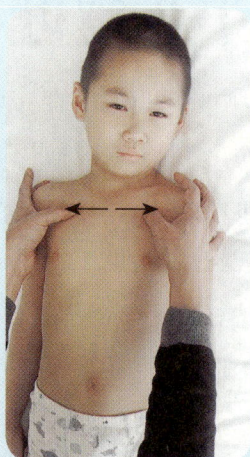

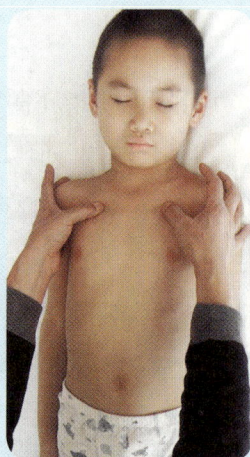

02 分推腹阴阳

两手拇指指腹从剑突起，分别朝胸胁部两边分推，边推边从上向下移动，直至脐平面20次。

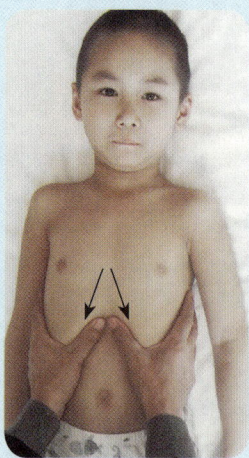

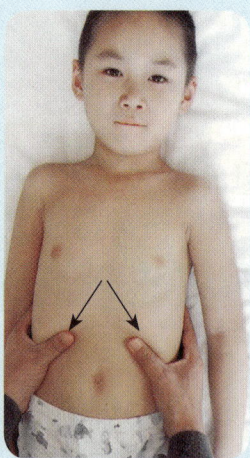

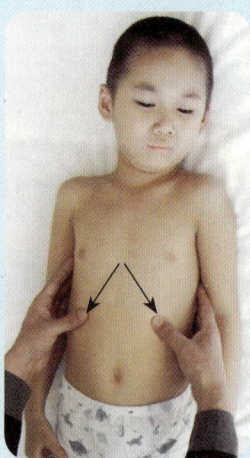

03 搓胁肋

两手置于患儿腋下，从上至下依次推抹搓揉 10~20 次，最后一次搓揉至脐平面时，双手拇指同时点按两侧天枢穴。此为 1 遍，操作 3~6 遍。

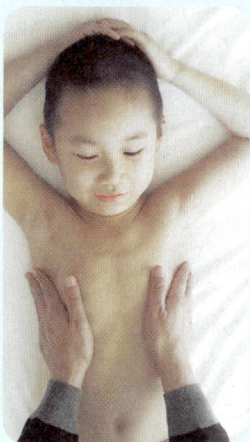

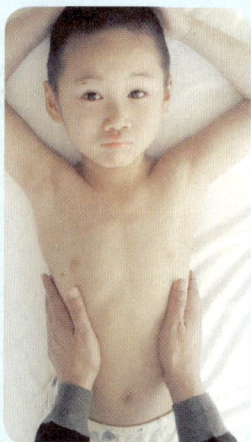

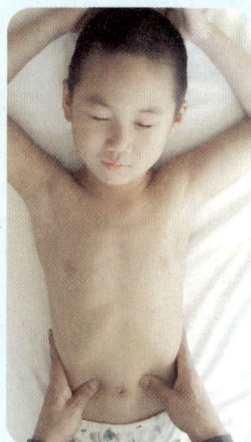

04 推任脉

两手交替从巨阙穴向下直推至脐部 24 次。

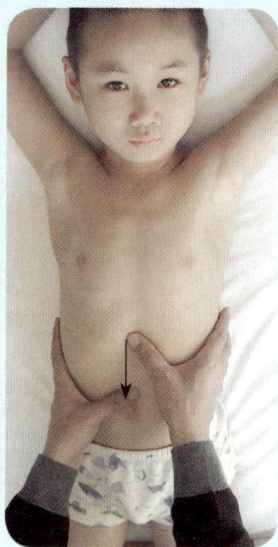

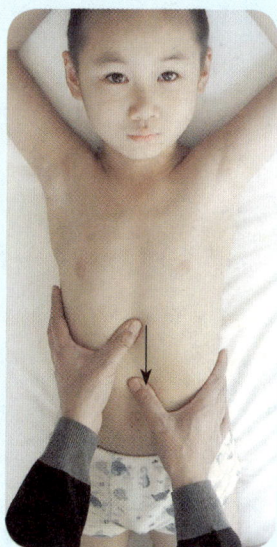

05 摩中脘

两手搓热，以右手劳宫穴对应中脘顺时针摩抚1~2分钟。

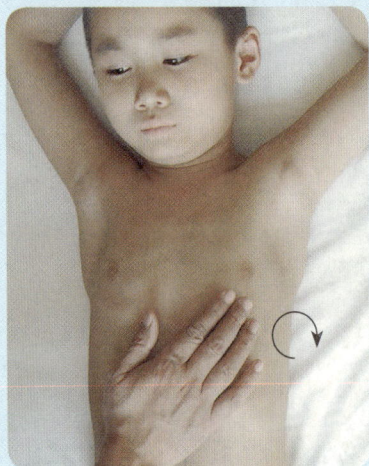

06 摩神阙

两手搓热，以右手劳宫穴对应神阙穴顺时针摩抚1~2分钟。

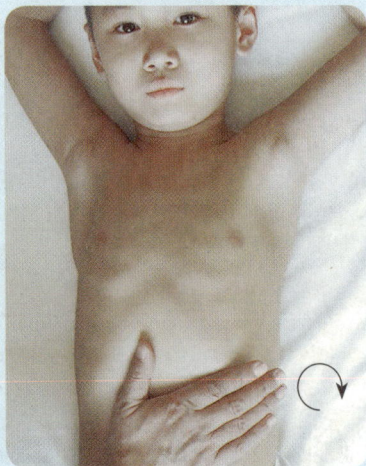

07 气沉丹田

从脐部向下推至耻骨联合部1分钟。

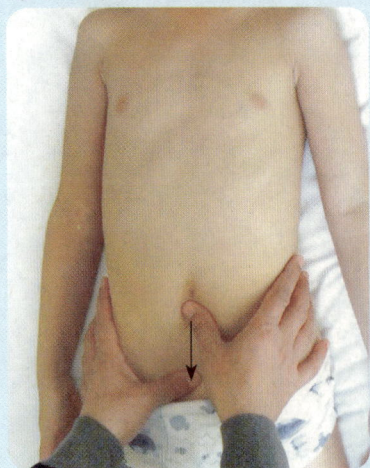

08 拿腹

根据孩子年龄的大小，两手或单手在腹部施行拿法半分钟。

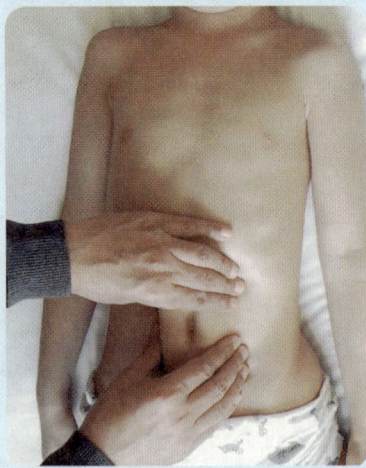

（1）直推三经五线各 3 次。

（2）摩腹 100 次。

（3）点揉巨阙 100 次。

（4）点揉水分 100 次。

（二）其他手法

01 清胃经 200 次。

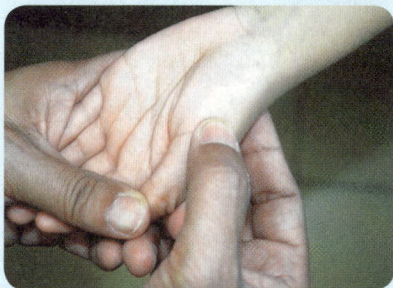

02 横纹推向板门 300 次。

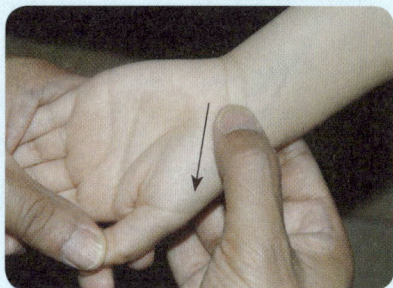

03 运内八卦 300 次。

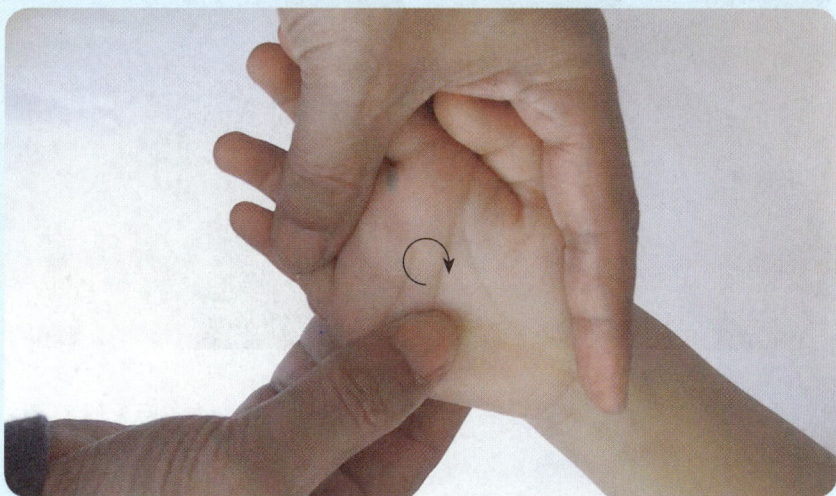

（三）督脉调理

01 调督脉。

　　沿着背部督脉及膀胱经五条线用拨、摸、啄法各做3遍。捏肌做4遍，捏肌及提法再做1遍。捏肌共5遍。在脾俞、胃俞、肝俞、胆俞、三焦俞处可适当多操作几遍，以局部有温热发红为度。

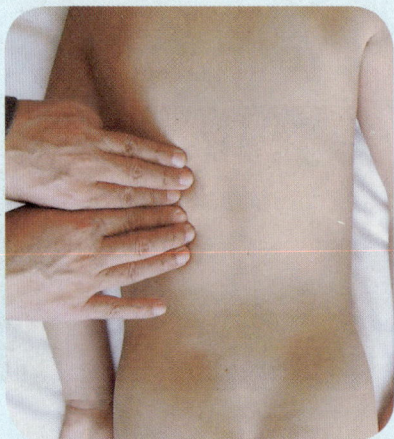

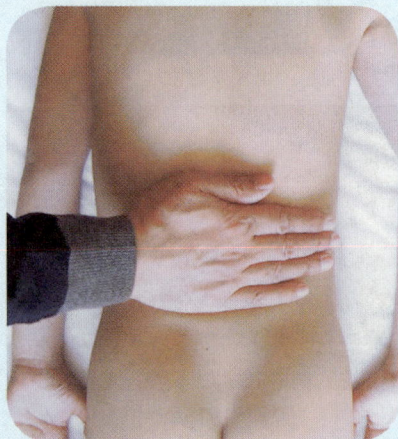

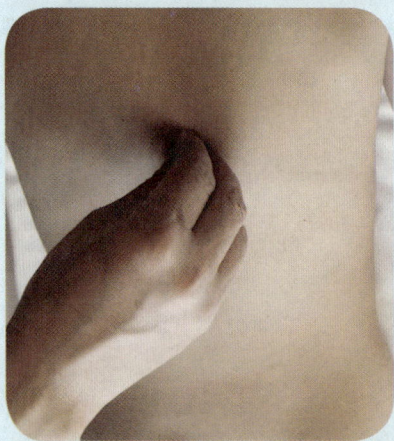

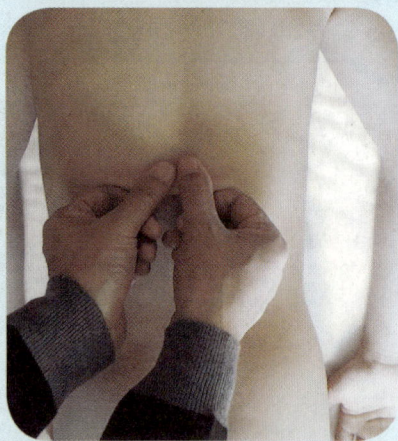

　　由于婴幼儿较小，父母手指相对较大，膀胱经的左右各两条线可以左右各一条线操作。

02 拿肩井穴 3 次。

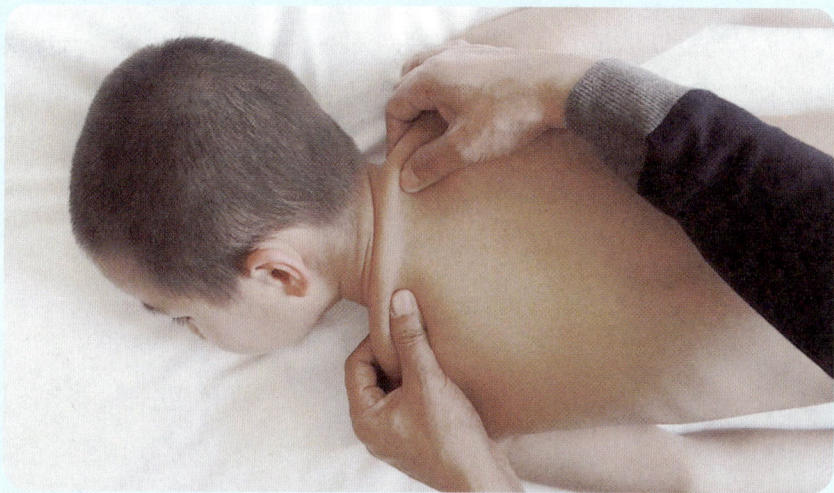

三、方药膳食调理

1. 伤食呕吐可给予大山楂丸或保和丸服用，日服剂量可根据小儿年龄酌情给予。或陈皮山楂莲子粥：陈皮 10 克，山楂 10 克，莲子 10 克。洗净后加大米 30 克同煮后食用。

2. 脾胃虚弱可酌情给予理中丸服用。

四、注意事项

1. 若呕吐严重，或引起吸入性肺炎等呼吸道病变，或出现脱水、酸中毒等，应及时送医院综合治疗。

2. 呕吐时将小儿的头置于侧卧，避免呕吐物吸入气管。

3. 饮食有节，冷热有度，禁食黏腻、煎炸、海鲜等食品。

小儿尿频

　　小儿尿频是以小儿小便次数增多为主的病症，凡小儿因脾肾气虚或形体发育不良造成膀胱失约引起小便次数增多而无疼痛者，称为尿频。小儿尿频多见于学龄前及婴幼儿，女孩多见。小便频数可见于泌尿系统的器质性病变或泌尿系统感染，对于以上原因造成的尿频要及时到正规医院就诊。

一、病因

　　1.肾气虚先天因素造成禀赋不足或久病失养，小儿体质羸弱，肾气不足，不能固摄。

　　2.肺脾两虚肺脾两脏俱虚，上虚不能制下，下虚不能制水，而致膀胱失约气化不利，出现尿频尿数。

二、治疗

（一）腹部常规手法

01 开璇玑

　　部位：璇玑穴，胸部前正中线上，胸骨上窝中央下1寸。

　　操作：以两手拇指或四指同时从璇玑穴自上而下依次从正中分推至季肋部8次。

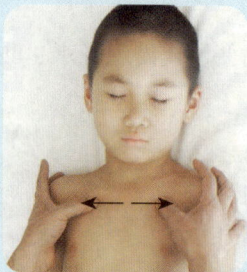

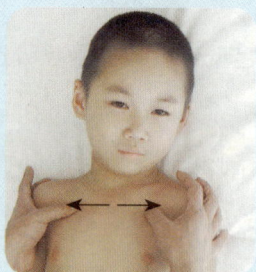

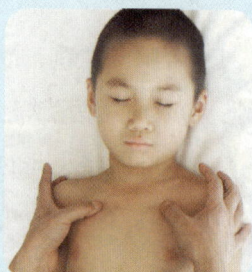

02 分推腹阴阳

两手拇指指腹从剑突起，分别朝胸胁部两边分推，边推边从上向下移动，直至脐平面 10 次。

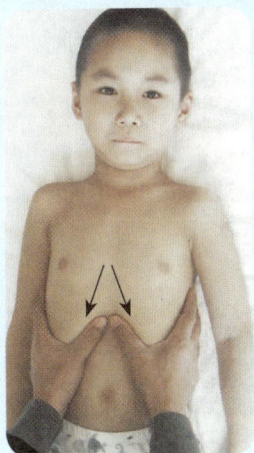

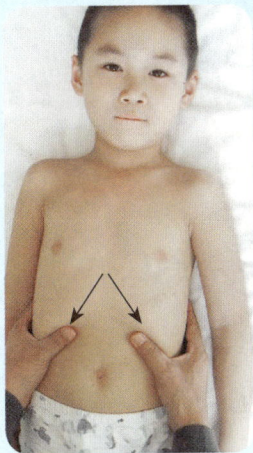

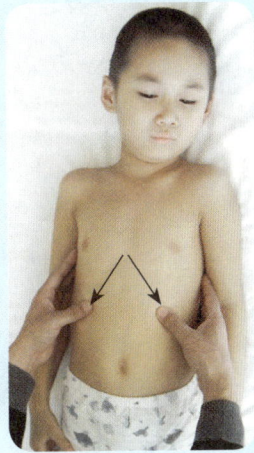

03 搓胁肋

两手置于患儿腋下，从上至下依次推抹搓揉 10~20 次，最后一次搓揉至脐平面时，双手拇指同时点按两侧天枢穴。此为 1 遍，操作 3~6 遍。

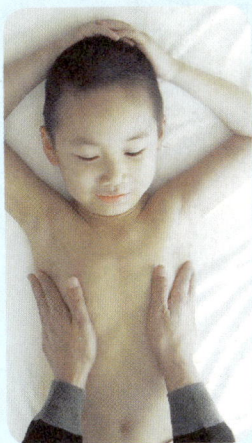

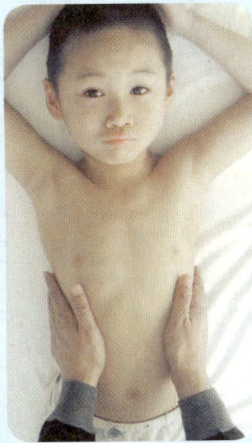

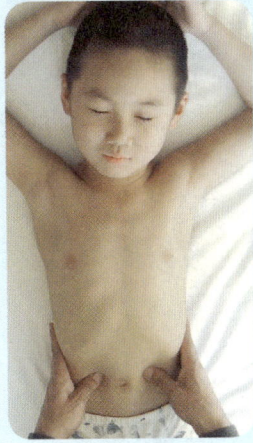

147

04 推任脉

两手交替从巨阙穴向下直推至脐部 24 次。

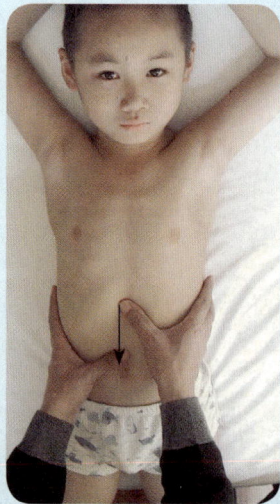

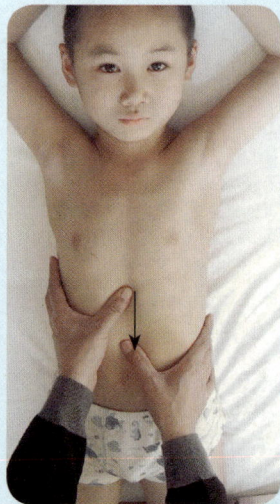

05 摩中脘

两手搓热，以右手劳宫穴对应中脘顺时针摩抚 1~2 分钟。

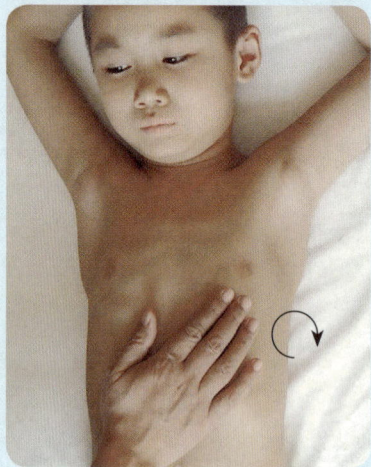

06 摩神阙

两手搓热，以右手劳宫穴对应神阙穴顺时针摩抚 1~2 分钟。

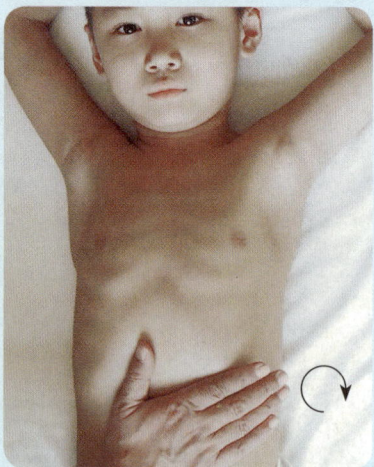

07 气沉丹田

从脐部向下推至耻骨联合部 1 分钟。

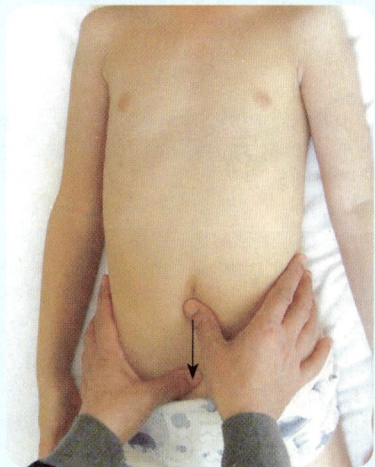

08 按揉关元穴

两手搓热，以右手劳宫穴对应关元穴顺时针摩抚 1 ~ 2 分钟。

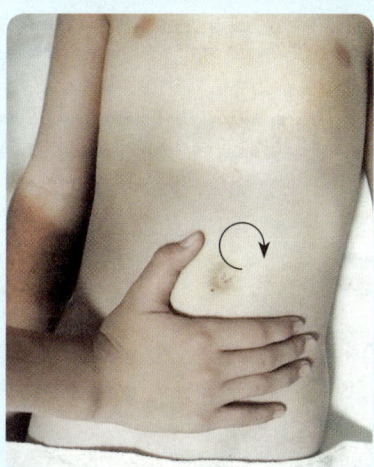

09 拿腹

根据孩子年龄的大小，两手或单手在腹部施行拿法半分钟。

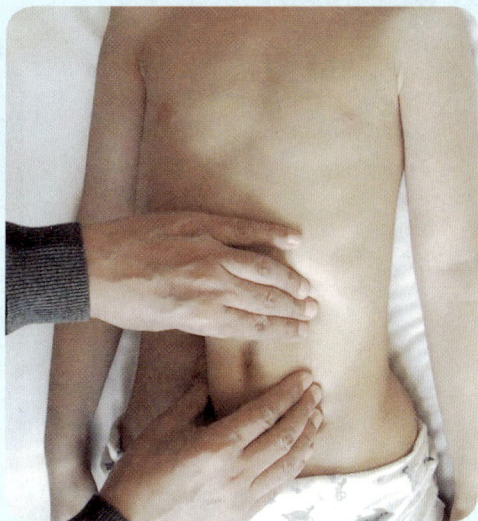

149

（1）直推三经五线各 3 次。

（2）摩腹 100 次。

（3）点揉关元 100 次。

（4）点揉曲骨 100 次。

（二）其他手法

01 补脾经 400 次。

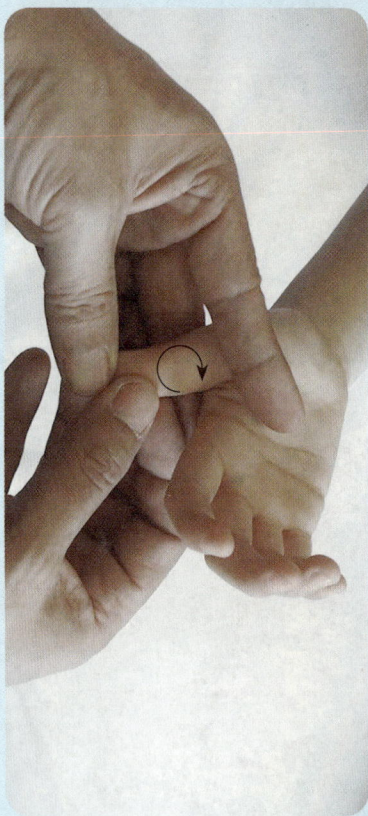

02 补肾经 400 次。

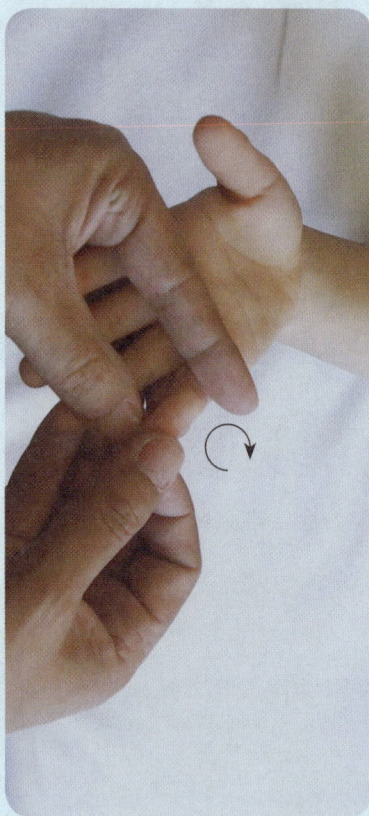

03 揉外劳宫 400 次。

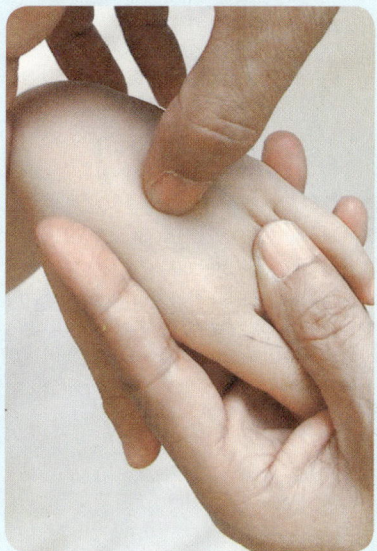

04 点揉百会 500 次。

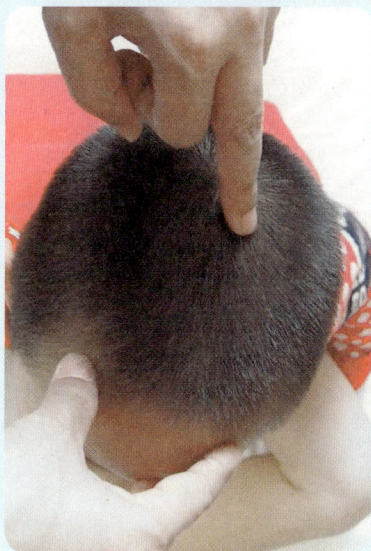

（三）督脉调理

01 调督脉。

　　沿着背部督脉及膀胱经五条线用拨、摸、啄法各做 3 遍。捏肌做 4 遍，捏肌及提法再做 1 遍。捏肌共 5 遍。在脾俞、胃俞、尾骶部、肾俞、肝俞、腰阳关、八髎等穴位可适当多操作几遍。以皮肤温热发红为度。

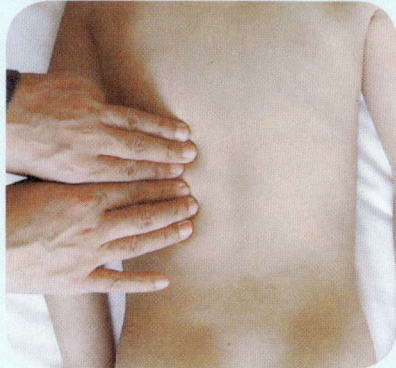

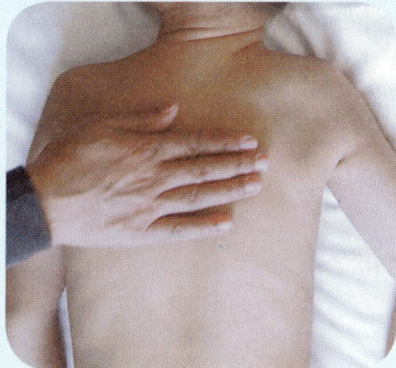

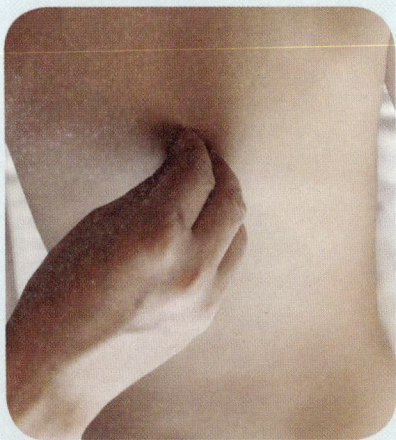

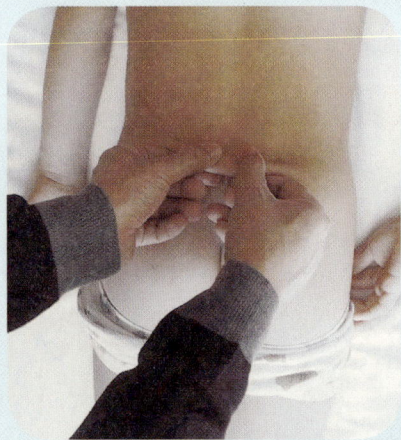

由于婴幼儿较小，父母手指相对较大，膀胱经的左右各两条线可以左右各一条线操作。

02 推上七节骨400次，以局部潮红为度。

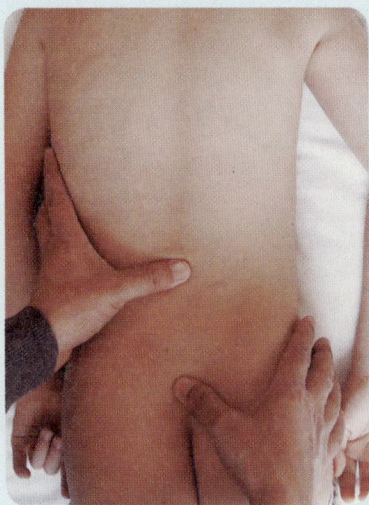

03 横擦八髎穴200次，以潮红为度。

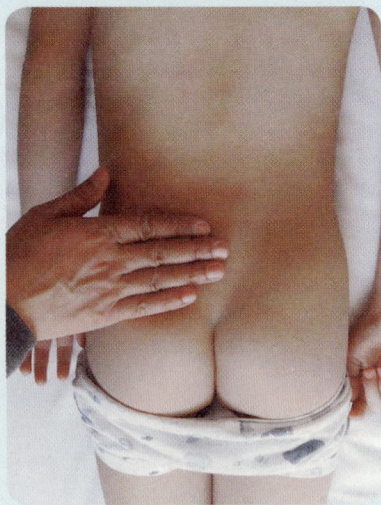

04 拿肩井穴 3 次。

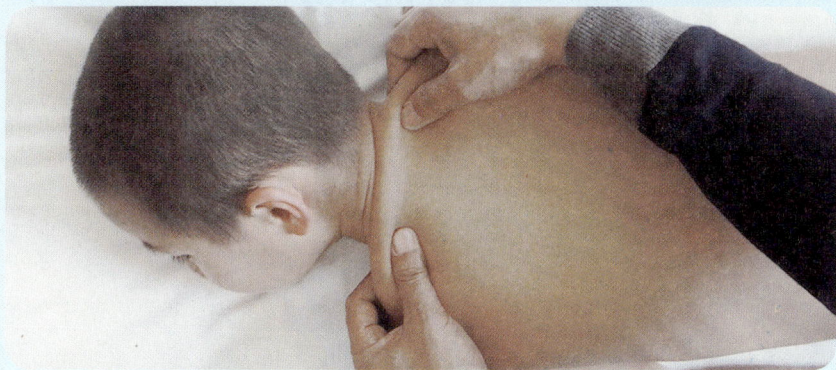

三、方药膳食调理

1. 可服用桑螵蛸散或者金贵肾气丸，剂量可根据孩子的情况酌情服用。

2. 膳食调理——山药白果枸杞粥。

原料：山药 20 克，白果 3 克，枸杞子 10 克。

方法：将上述食材洗净后加大米 30 克同煮，煮熟成粥后食用。

3. 艾灸关元、气海穴。

四、注意事项

1. 随着西医检测手段的提高，一定查清患儿尿频的原因，以排除器质性病变。

2. 对于尿频尿急且尿多不禁的患儿，应与糖尿病、尿崩症等疾病相鉴别，以防延误治疗。

3. 要注意区别饮食性多尿，还是功能性尿频，饮食性多尿尿频时尿量也多，若没有其他表现的话，要注意是否饮水过多。

小·儿湿疹

小儿湿疹是以小儿皮肤反复出现细小的红色丘疹，或有液体渗出，伴有皮肤瘙痒的疾病。经常出现在小儿的四肢、腋窝、腹股沟、面颊等部位。

一、病因

1. 脾虚湿注脾胃虚弱，造成脾胃运化失常，湿浊内生，形诸于外可成皮肤湿疹。

2. 湿热浸蕴脾虚生湿，日久化热，湿热内蕴，外发皮肤，出现湿疹。

二、治疗

（一）腹部常规手法

01 开璇玑

部位：璇玑穴，胸部前正中线上，胸骨上窝中央下1寸。

操作：以两手拇指或四指同时从璇玑穴自上而下依次从正中分推至季肋部8次。

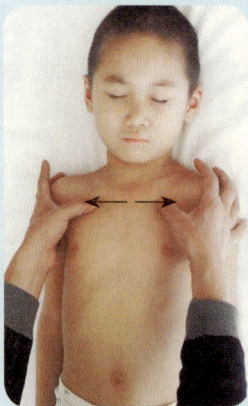

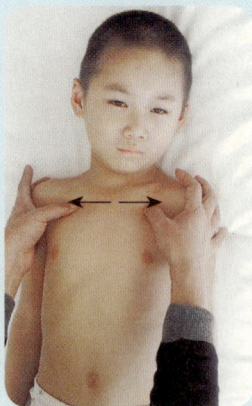

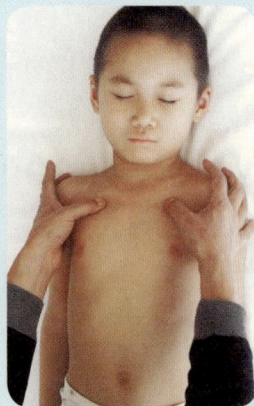

02 分推腹阴阳

两手拇指指腹从剑突起，分别朝胸胁部两边分推，边推边从上向下移动，直至脐平面10次。

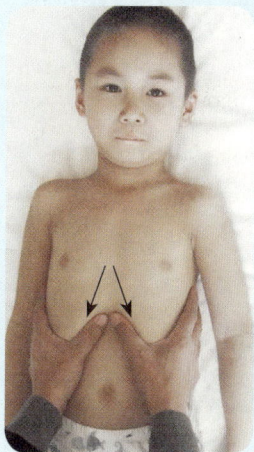

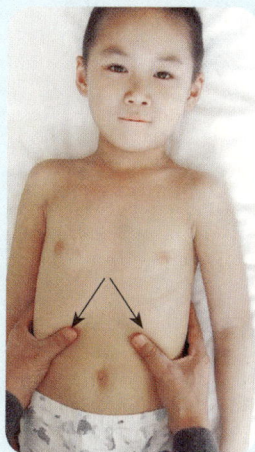

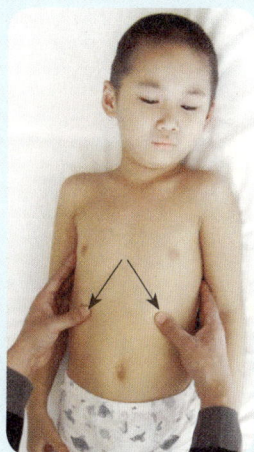

03 搓胁肋

两手置于患儿腋下，从上至下依次推抹搓揉10~20次，最后一次搓揉至脐平面时，双手拇指同时点按两侧天枢穴。此为1遍，操作3~6遍。

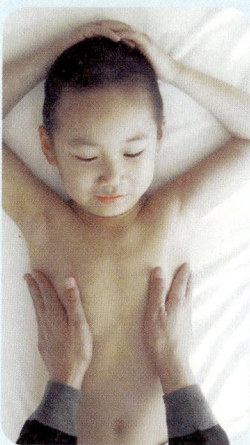

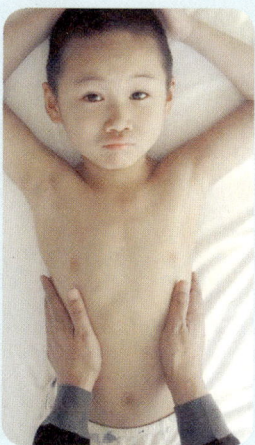

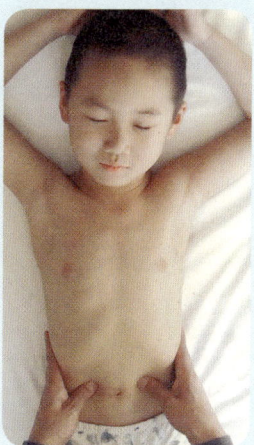

04 推任脉

两手交替从巨阙穴向下直推至脐部 24 次。

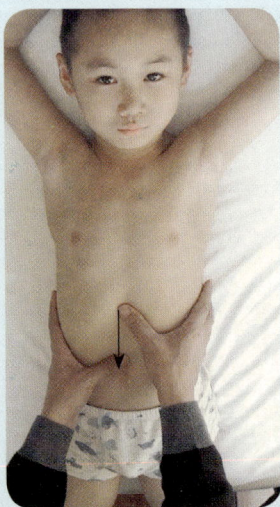

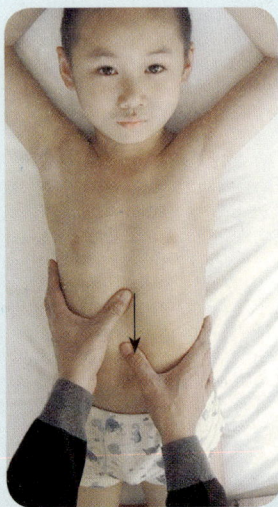

05 摩中脘

两手搓热，以右手劳宫穴对应中脘顺时针摩抚 1~2 分钟。

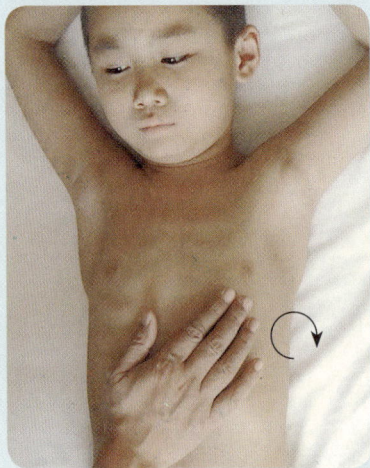

06 摩神阙

两手搓热，以右手劳宫穴对应神阙穴顺时针摩抚 1~2 分钟。

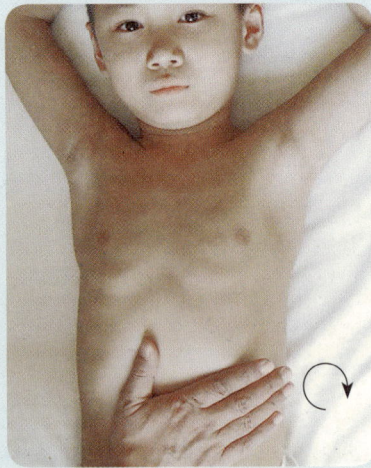

07 气沉丹田

从脐部向下推至耻骨联合部1分钟。

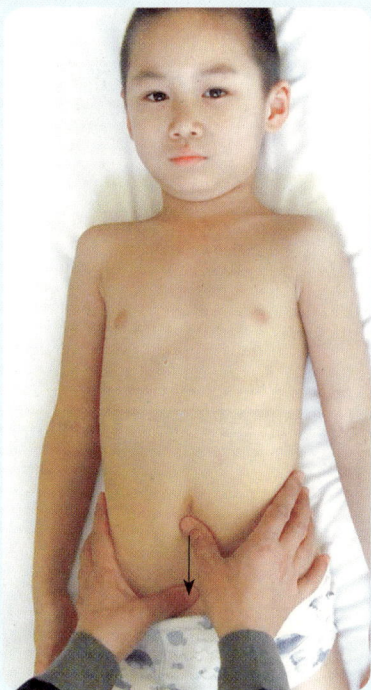

08 拿腹

根据孩子年龄的大小，两手或单手在腹部施行拿法半分钟。

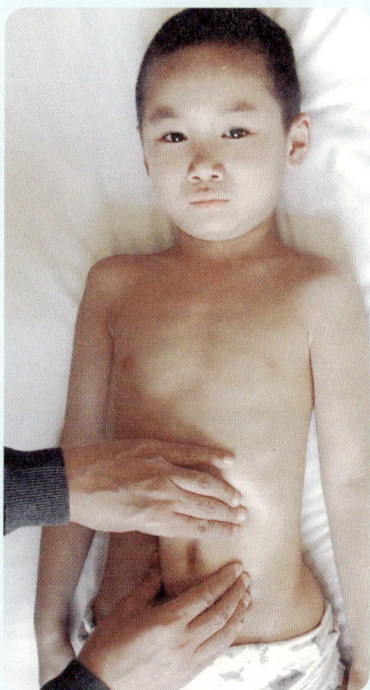

（1）直推三经五线各3次。

（2）摩腹100次。

（3）点揉水分100次。

（4）点揉天枢100次。

（二）其他手法

01 补脾经 400 次。

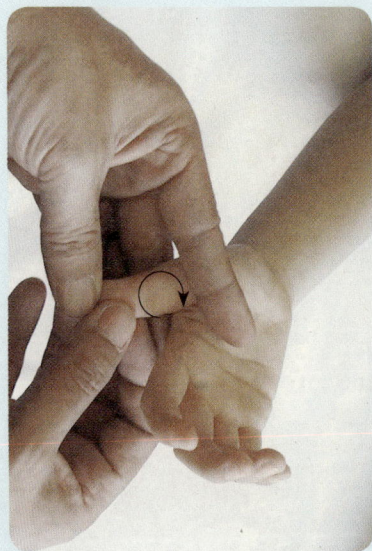

02 清补肺经 400 次。

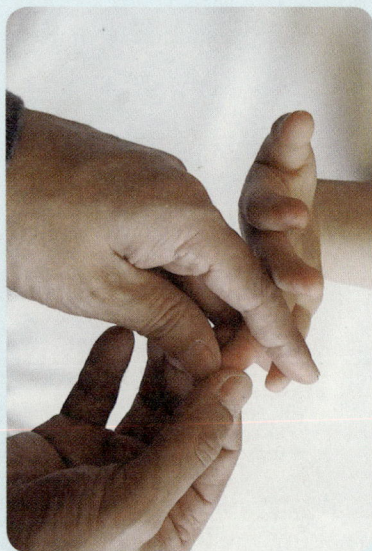

03 清补大肠经 400 次。

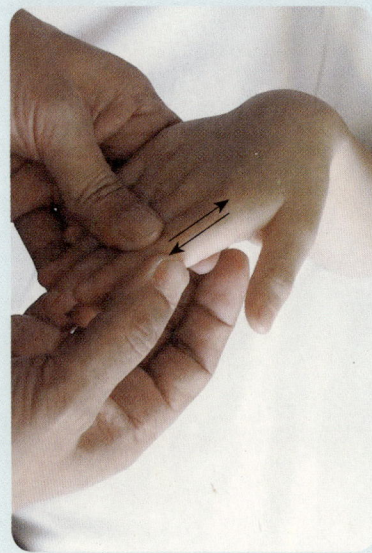

04 清天河水 400 次。

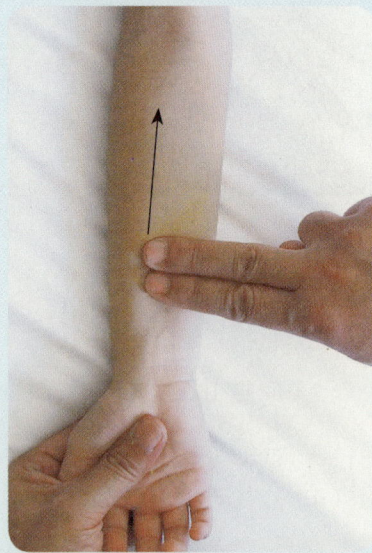

05 推上三关 200 次。

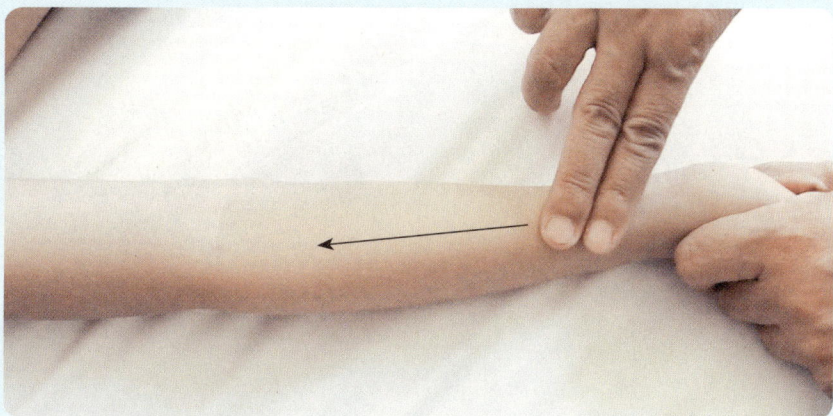

（三）督脉调理

01 调督脉。

　　沿着背部督脉及膀胱经五条线用拨、摸、啄法各做3遍。捏肌做4遍，捏肌及提法再做1遍。捏肌共5遍。在脾俞、胃俞、膈俞等穴位可适当多操作几遍。以皮肤温热发红为度。

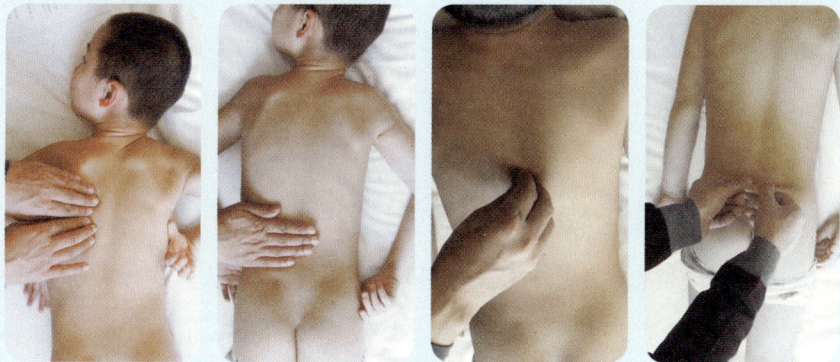

　　由于婴幼儿较小，父母手指相对较大，膀胱经的左右各两条线可以左右各一条线操作。

02 拿肩井穴 3 次。

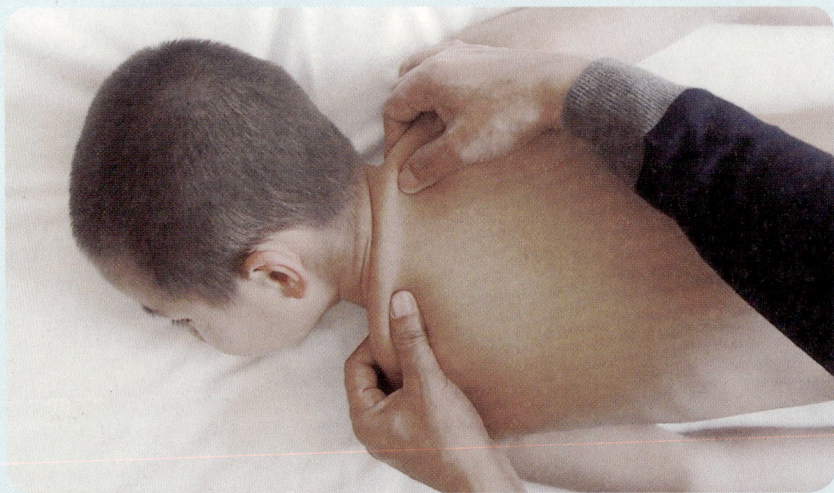

三、方药膳食调理

1. 方药：桂枝各 10 克，白芍 10 克，荆芥 10 克，防风 10 克，白蒺藜 10 克，赤小豆 15 克，当归 10 克，生姜 3 片，大枣 4 枚。一副药煎两次，约 200 毫升，分两天服用。

2. 赤小豆绿豆苡仁粥：赤小豆各 15 克，绿豆 10 克，生薏苡仁 15 克。将以上三种食材洗净，加入大米 30 克同煮，煮熟后食用即可。

四、注意事项

1. 手法操作部位出现湿疹及破损时，不宜使用手法。

2. 建议禁食辛辣、煎炸、寒凉、海鲜、羊肉等食品。

3. 引起湿疹的病因有时有致敏的因素，及时发现可引起小儿湿疹的过敏因素或食物，及时规避。

小·儿肥胖症

小儿肥胖症是一种小儿体内脂肪异常堆积，体重超过正常标准的慢性营养代谢性疾病。肥胖分为单纯性和继发性肥胖，继发性肥胖继发于某些疾病；单纯性肥胖则以肥胖为主诉，并无其他相关致肥胖疾病。

一、病因

1. 肥胖与脂膏肥胖是脂肪的异常堆积。《灵枢·卫气失常》首次将人分为"脂人""膏人""肉人"三类。其中"脂人"和"膏人"体内脂肪多，接近于现代对肥胖的认识。

2. 脾气虚肥胖，行动不便，懒动，动则汗出，喘喝，符合中医气虚。也因为肥人多痰湿，而脾为生痰之源。沿此思路不难得出肥胖是由于脾气虚的结果。

3. 肾虚肾主水，脾阳源于肾阳。肾阳或肾气不足成为痰湿、水饮的病理基础。故认为肥胖可能与肾虚有关。

二、治疗

（一）腹部常规手法

01 开璇玑

部位：璇玑穴，胸部前正中线上，胸骨上窝中央下1寸。

操作：以两手拇指或四指同时从璇玑穴自上而下依次从正中分推至季肋部8次。

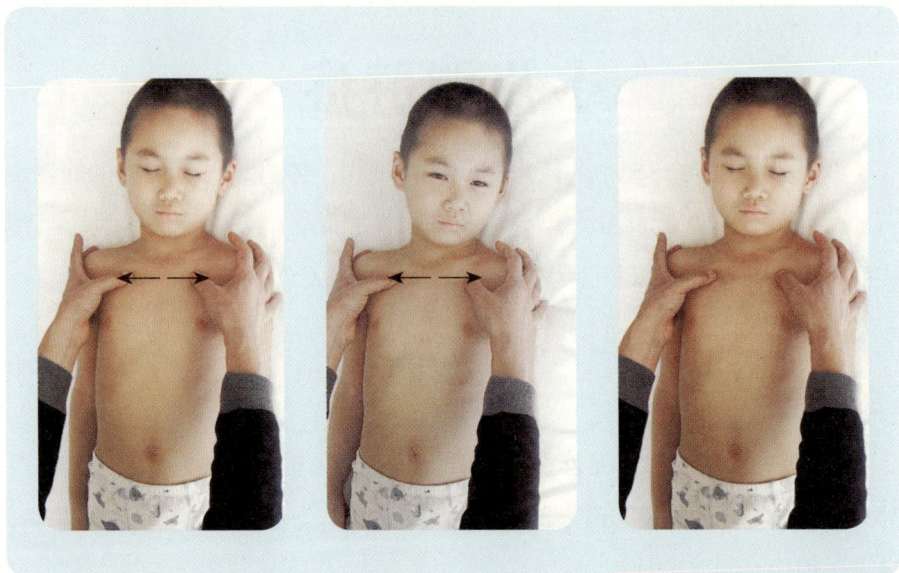

02 分推腹阴阳

两手拇指指腹从剑突起，分别朝胸胁部两边分推，边推边从上向下移动，直至脐平面20次。

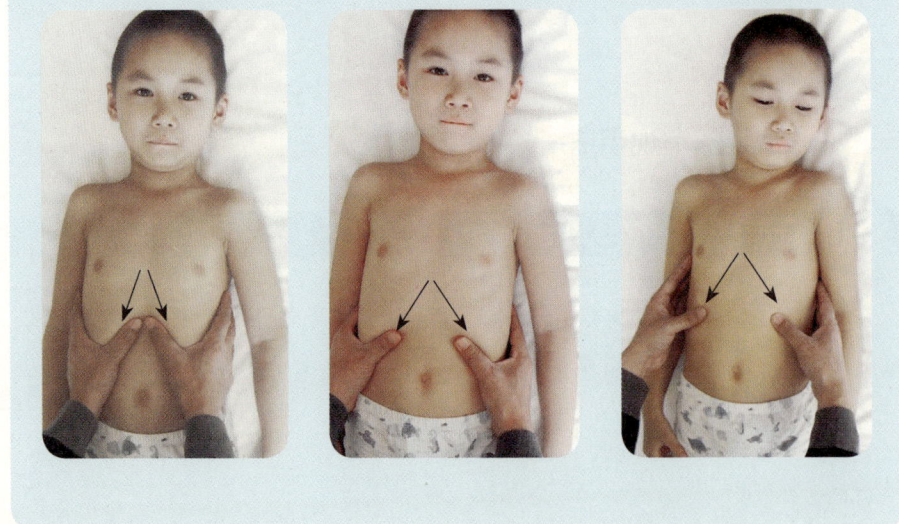

03 搓胁肋

两手置于患儿腋下，从上至下依次推抹搓揉 10~20 次，最后一次搓揉至脐平面时，双手拇指同时点按两侧天枢穴。此为 1 遍，操作 3~6 遍。

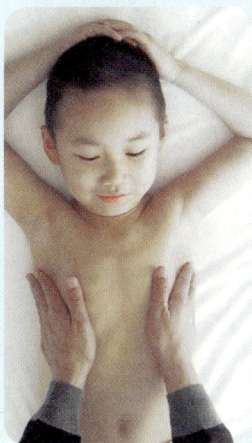

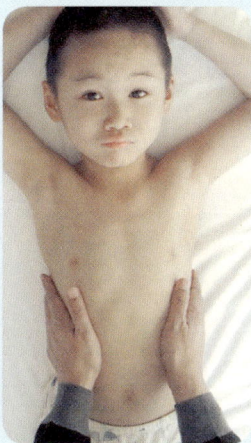

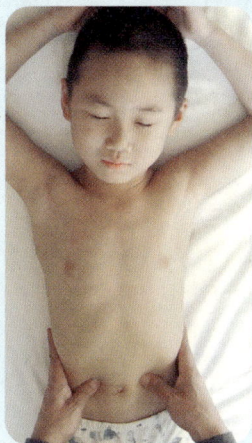

04 推任脉

两手交替从巨阙穴向下直推至脐部 24 次。

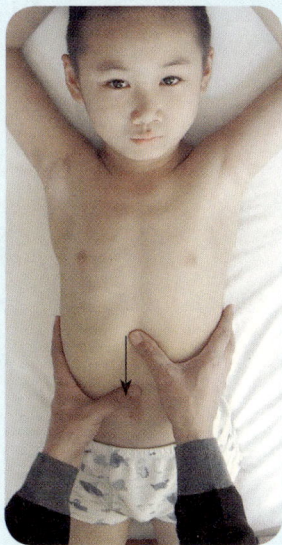

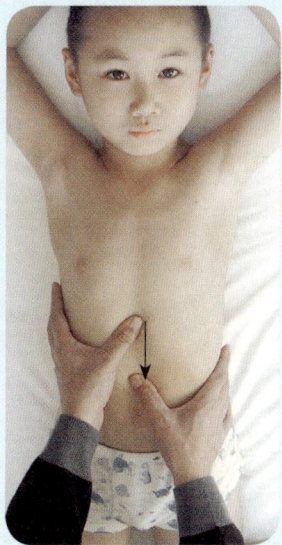

05 摩中脘

两手搓热，以右手劳宫穴对应中脘顺时针摩抚3~4分钟。

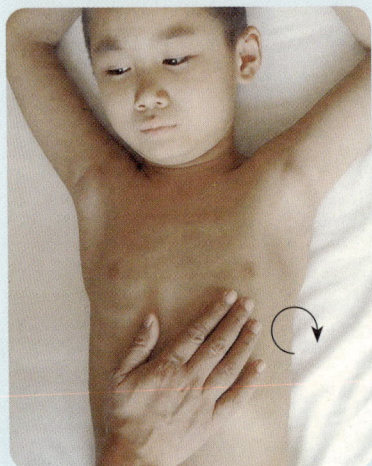

06 摩神阙

两手搓热，以右手劳宫穴对应神阙穴顺时针摩抚3~4分钟，逆时针摩抚1~2分钟。

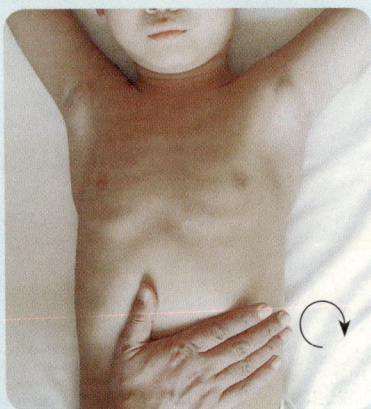

07 气沉丹田

从脐部向下推至耻骨联合部1分钟。

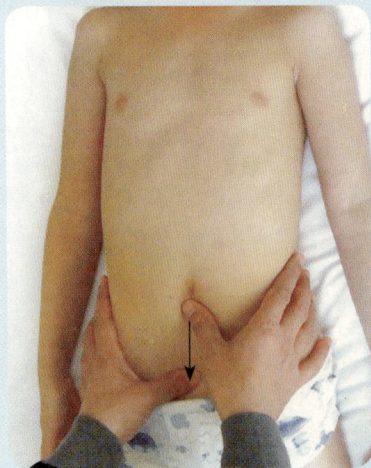

08 摩关元

两手搓热，以右手劳宫穴对应关元穴顺时针摩抚3～4分钟。

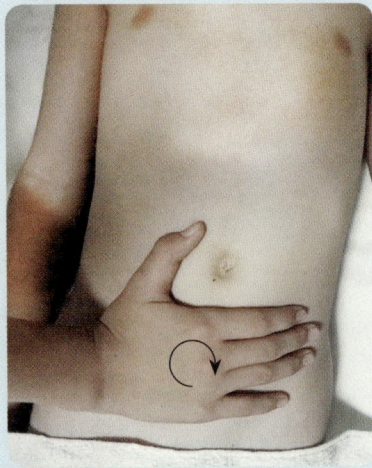

09 束带脉

两手中指指腹分别点按两侧的带脉穴，两手拇指着力于水分穴处，两手中指相对用力向中央点按。

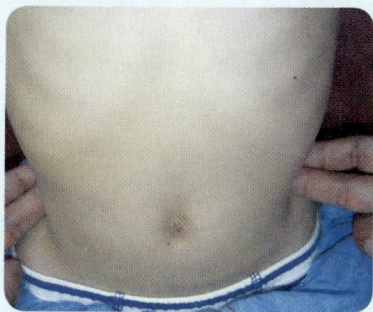

10 拿腹

根据孩子年龄的大小，两手或单手在腹部施行拿法半分钟。

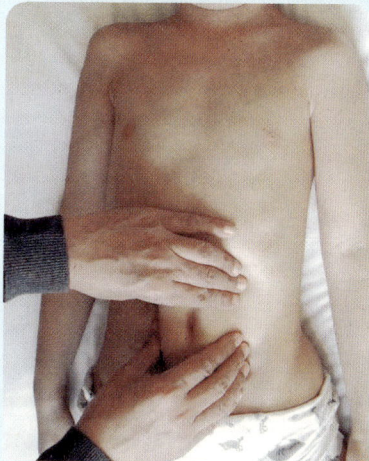

（二）其他手法

01 开天门 24 次。

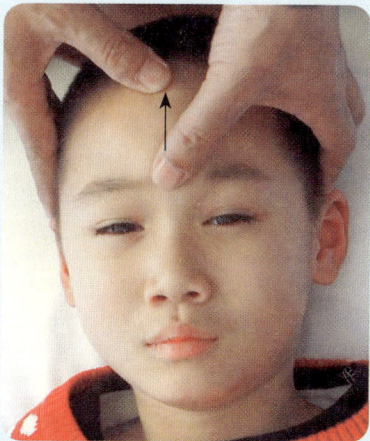

02 揉太阳穴 24 次。

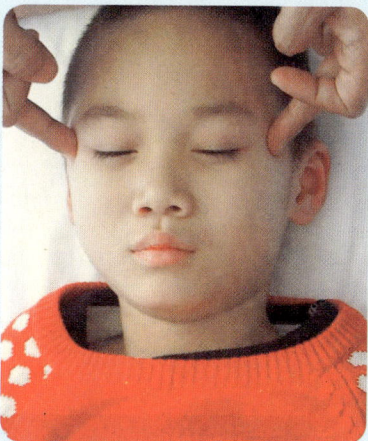

03 拿风池 24 次。

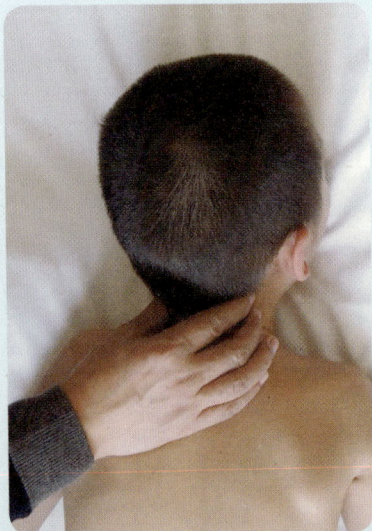

04 拿肩井 24 次。

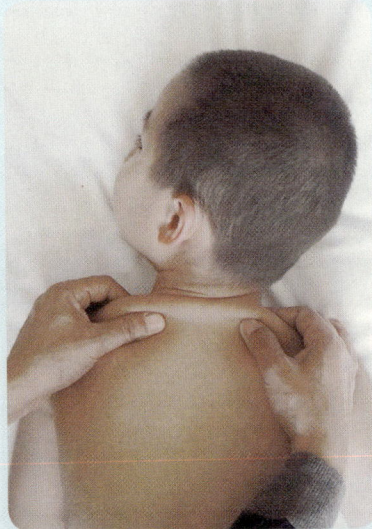

05 推上三关 200 次。

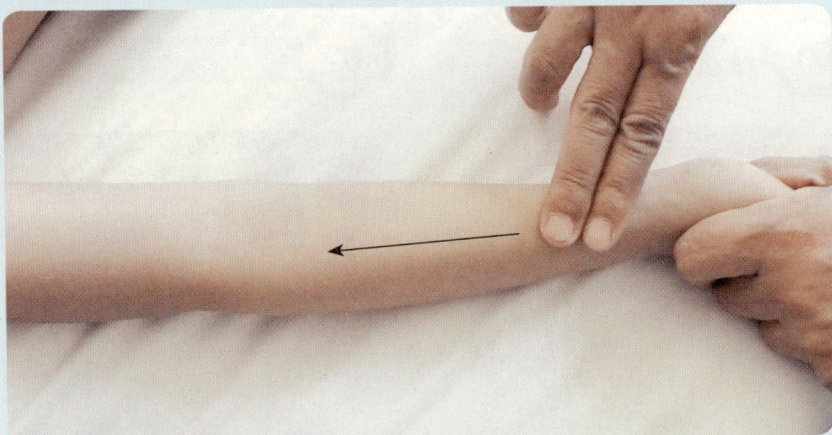

06 上肢放松。

（三）督脉调理

01 调督脉。

沿着背部督脉及膀胱经五条线用拨、摸、啄法各做3遍。捏肌做4遍，捏肌及提法再做1遍。捏肌共5遍。在脾俞、胃俞、膈俞、肾俞等穴位可适当多操作几遍。以皮肤温热发红为度。

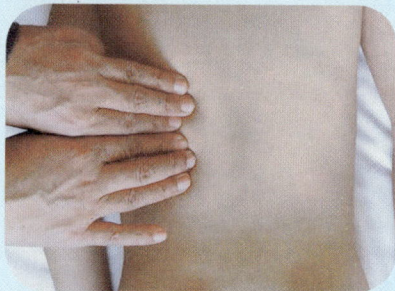

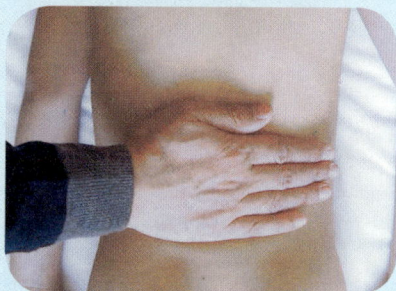

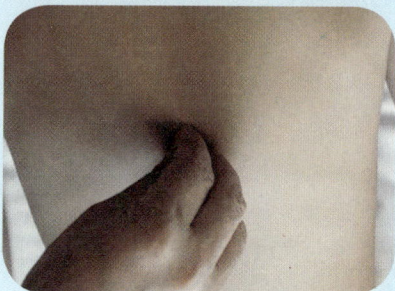

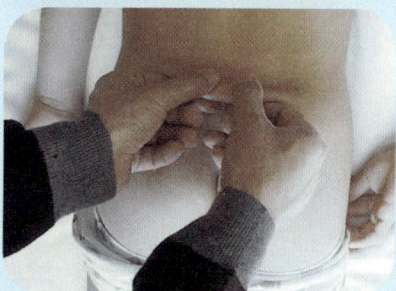

由于婴幼儿较小，父母手指相对较大，膀胱经的左右各两条线可以左右各一条线操作。

02 横擦八髎穴，以腰骶部透热为度。

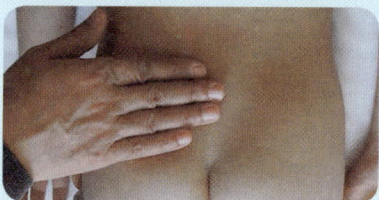

03 下肢放松若干遍。

04 拿肩井穴 3 次。

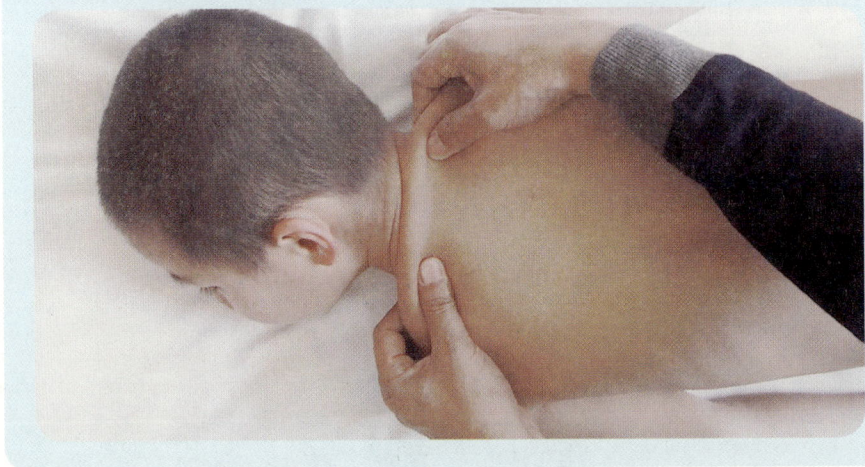

三、方药膳食调理

1. 脾虚引起的肥胖，可口服参苓白术散、香砂六君子等健脾利湿的中成药。

2. 赤小豆芡实苡仁粥：赤小豆 15 克，芡实 10 克，生薏苡仁 15 克。将以上三种食品洗净，加入大米 30 克同煮，煮熟后食用即可。

四、注意事项

1. 治疗期间应观察小儿的精神、出汗、大小便和脉搏等状况。如大小便增多，出汗多，脉搏、呼吸加快，喜欢运动等，则提示有效。整个手法从重从快，以局部潮红或发热为宜，故应运用介质以防皮肤破损。

2. 推拿时间比一般小儿推拿长。疗程长，可每周推 2 ~ 3 次，1 个月为 1 个疗程。

3. 建议禁食辛辣、煎炸、寒凉、海鲜、羊肉等食品。

4. 注重综合防治，包括饮食、运动、心理、改变行为生活方式。

儿童多动综合征

儿童多动综合征又称注意力缺陷多动障碍，简称儿童多动症，是儿童时期以注意力不集中，活动过度，情绪不稳，冲动任性，自控力差，并伴有学习障碍，其智力却正常或基本正常的一种行为障碍性疾病。多见于学龄期儿童，男孩多于女孩。发病机制至今未明，可能与遗传、颅脑病变、环境因素、产伤有关。

一、病因

1. 心肝火旺，神魂失守。肝属木，体阴用阳，如性情压抑，肝气不舒，营血暗耗，均可致肝旺生风而多动。心属火，火性升散，高热、急惊后，心神受损。心神有节，出入正常，自无多动；心旺神摇，则难于自控而多动。

2. 西医认为，产前、产时或产后轻度脑损害是本病的重要因素，如难产、早产、脑外伤、颅内出血、窒息和某些传染病、中毒等。城市污染，特别是铅中毒可引起本病。多动症儿童的同胞兄弟姐妹患病率高于对照组，提示发病可能与遗传有关。

二、治疗

（一）腹部常规手法

01 开璇玑

部位：璇玑穴，胸部前正中线上，胸骨上窝中央下1寸。

操作：以两手拇指或四指同时从璇玑穴自上而下依次从正中分推至季肋部8次。

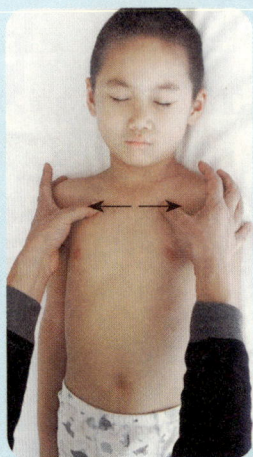

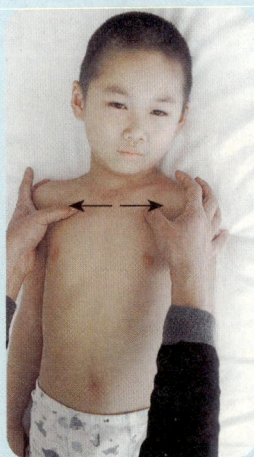

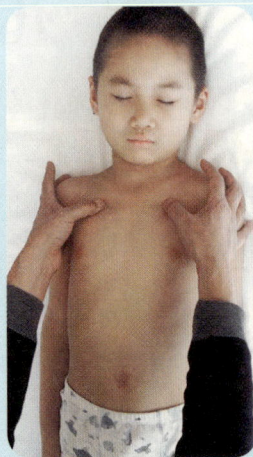

02 分推腹阴阳

　　两手拇指指腹从剑突起，分别朝胸胁部两边分推，边推边从上向下移动，直至脐平面10次。

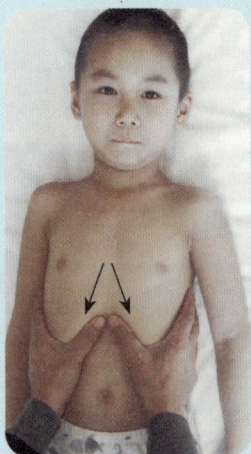

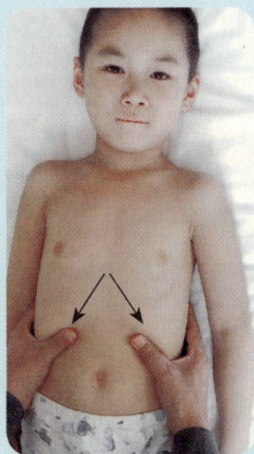

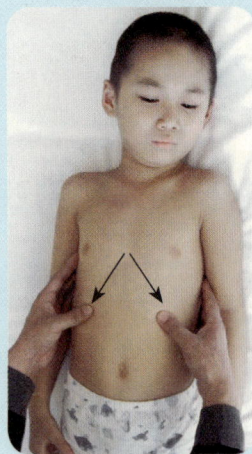

03 搓胁肋

两手置于患儿腋下，从上至下依次推抹搓揉 10~20 次，最后一次搓揉至脐平面时，双手拇指同时点按两侧天枢穴。此为 1 遍，操作 3~6 遍。

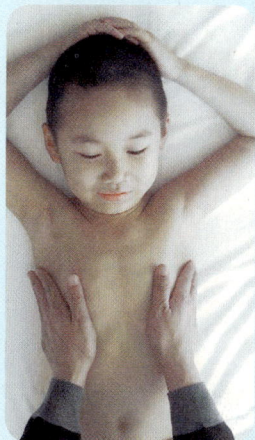

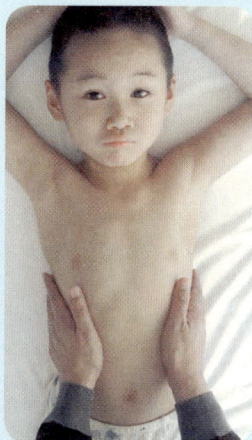

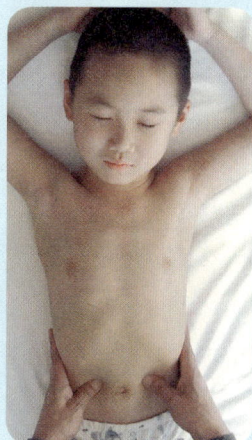

04 推任脉

两手交替从巨阙穴向下直推至脐部 24 次。

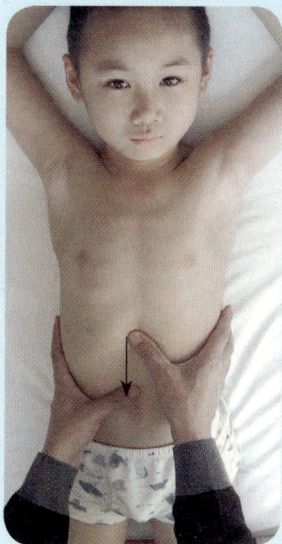

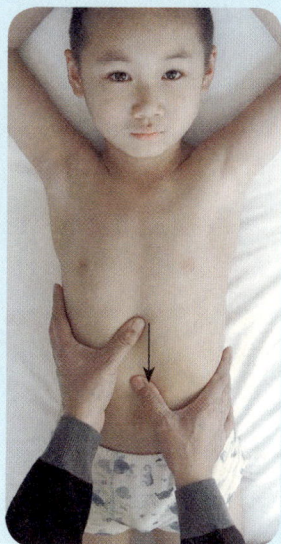

05 摩中脘

　　两手搓热，以右手劳宫穴对应中脘穴顺时针摩抚3~4分钟。

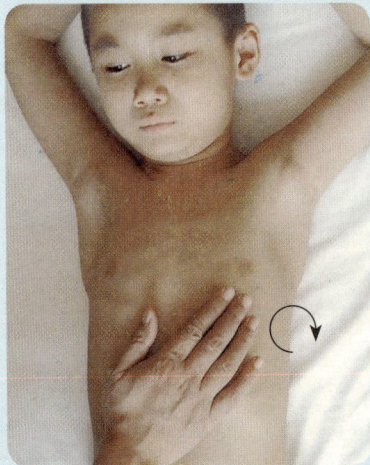

06 摩神阙

　　两手搓热，以右手劳宫穴对应神阙穴顺时针摩抚3~4分钟，逆时针摩抚1~2分钟。

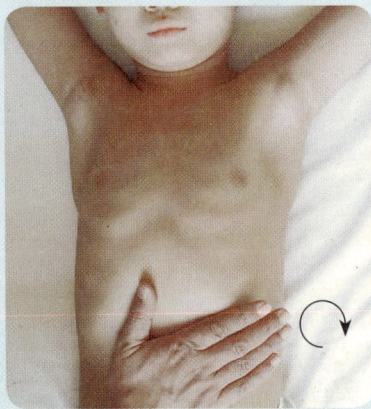

07 气沉丹田

　　从脐部向下推至耻骨联合部1分钟。

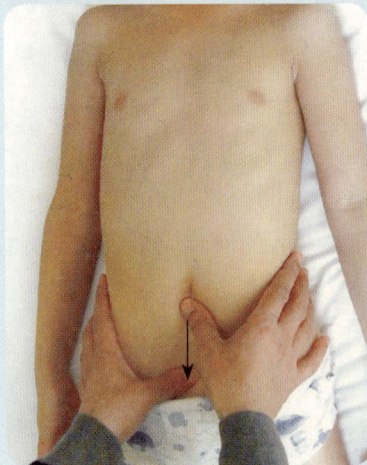

08 摩关元

　　两手搓热，以右手劳宫穴对应关元穴顺时针摩抚3~4分钟。

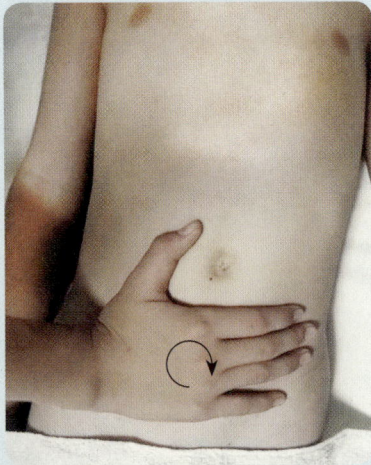

09 拿腹

根据孩子年龄的大小，两手或单手在腹部施行拿法半分钟。

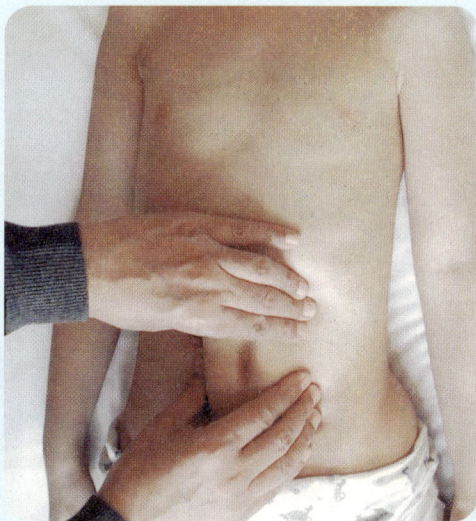

（二）其他手法

01 开天门24次。

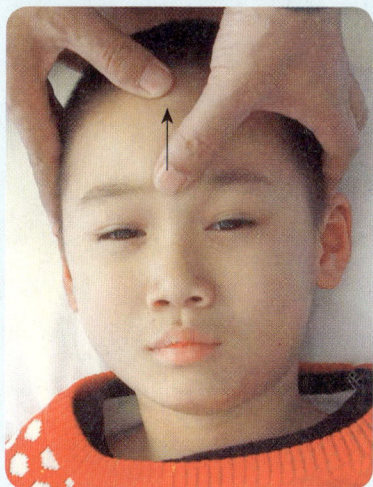

02 揉太阳穴24次。

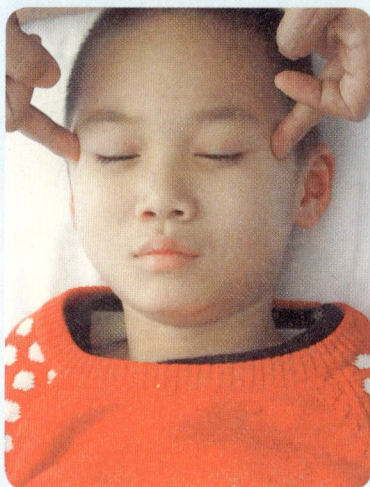

03 拿风池 24 次。

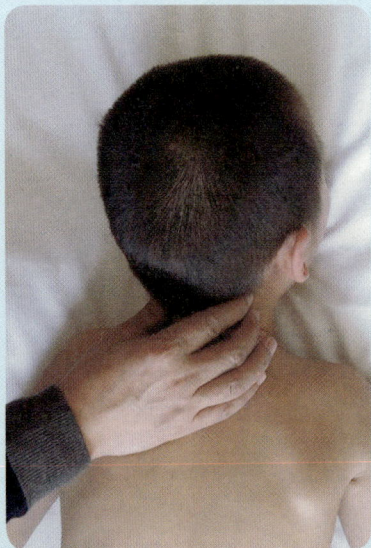

04 清肝经 400 次。

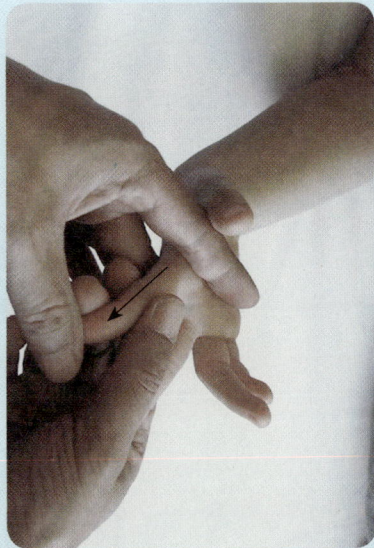

05 清心经 400 次。

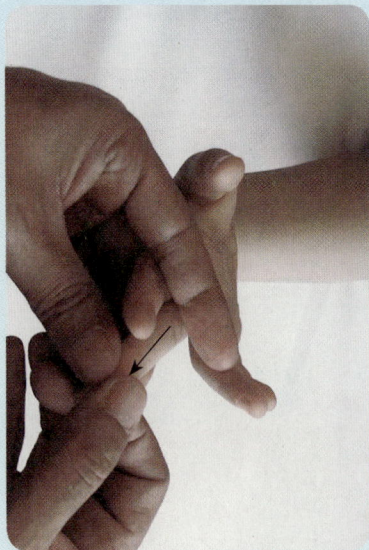

06 掐外劳宫 9 次。

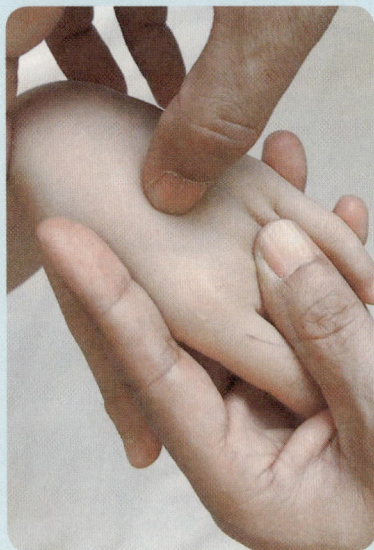

（三）督脉调理

01 调督脉。

　　沿着背部督脉及膀胱经五条线用拨、摸、啄法各做3遍。捏肌做4遍，捏肌及提法再做1遍。捏肌共5遍。

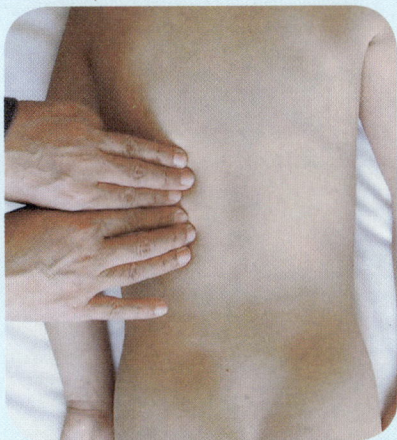

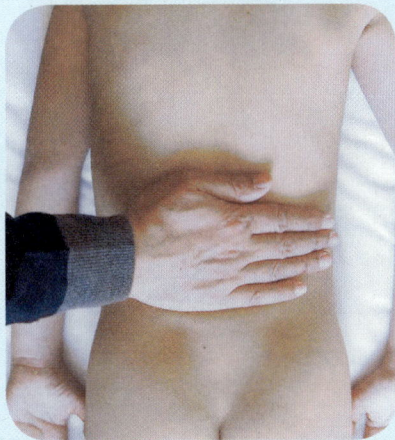

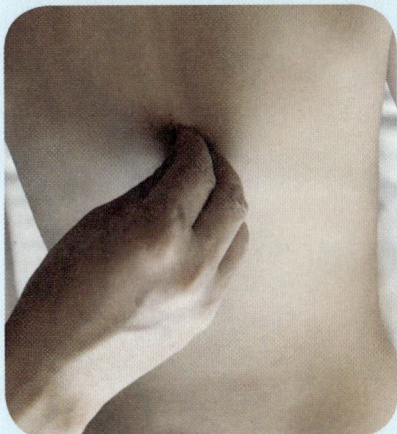

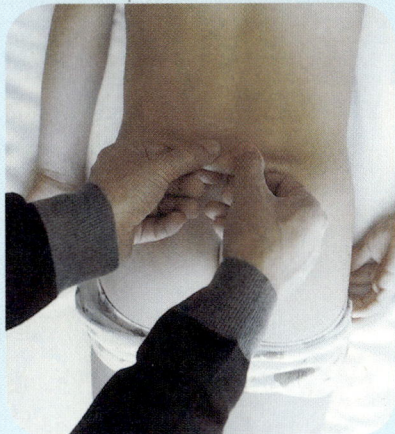

　　由于婴幼儿较小，父母手指相对较大，膀胱经的左右各两条线可以左右各一条线操作。

02 点揉太冲 10 次。

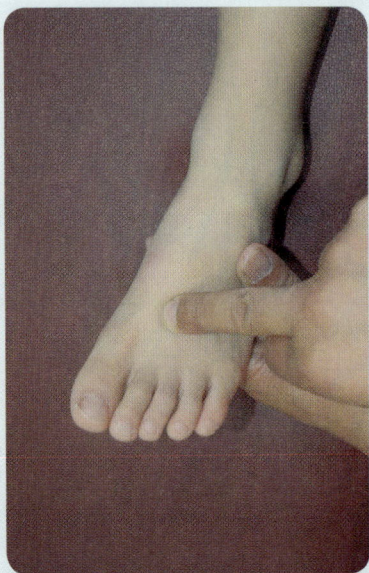

03 擦涌泉 100 次，以皮肤发热为度。

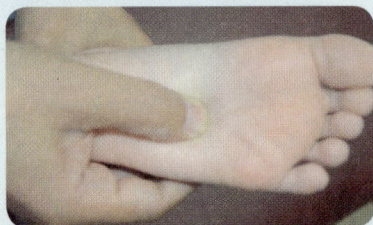

04 拿肩井穴 3 次。

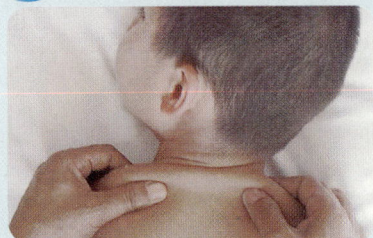

三、方药膳食调理

1. 清心莲子粥：绿鄂梅 5 克，玫瑰花 5 克，绿茶 5 克。用热开水，泡茶饮用。

2. 解郁清肝茶：莲子 20 克，新鲜百合 20 克，黄小米若干。把莲子、百合洗净，放黄小米及适量小，高压锅煮粥食用。

四、注意事项

1. 推拿治疗本病确有疗效，能明显改善症状，甚至彻底治愈，但治疗时间长。学龄前儿童可每天坚持，学龄后宜每周推拿 2 ~ 3 次。

2. 建议禁食辛辣、煎炸、寒凉、海鲜、羊肉等食品。

3. 儿童多动综合征是由生物 - 心理 - 社会诸多因素引起，应采用综合疗法，如药物、心理、行为、运动治疗等。并注重对小儿生存环境的调查及辅导家长，为小儿提供健康的生活与心理环境。

抽动秽语综合征

抽动秽语综合征是一种慢性神经精神障碍性疾病，又称多发性抽动症。男女之比约为3：1，2~12岁多见，少数至青春期可自行缓解，部分延至成人。

抽动秽语综合征的特征是不自发，突发，快速反复的肌肉抽动，在抽动的同时常伴有暴发性，不自主异常发声。抽动多从面部、颈部开始，逐渐下延。抽动部位和形式差异大，如眨眼、斜视、撅嘴、摇头、耸肩、缩颈、伸臂、甩臂、挺胸、弯腰、扭动肢体等。发声表现为喉鸣音，吼叫声，甚则逐渐转变为刻板咒骂和污秽词语。波动性为本病另一特征，表现病程长，症状时轻时重。患儿智力一般正常，也有注意力不集中，学习困难等。

一、病因

现代中医对于本病治疗多，总结少，处于不断探索中。

1.肝肾精血不足肝肾同居下焦，精血同源，若先天不足或后天失养，或性情乖戾，暗耗营血，均可致精血不足，筋脉失养，而引起筋惕肉瞤类似抽动症的局部表现。

2.心脾不足人体各脏腑，部位和动作的协调由心主宰，神无所主是各种无意识动作产生的根源。脾主静，又主四肢肌肉，本病肉瞤，动而无力，当为脾病。

二、治疗

（一）腹部常规手法

01 开璇玑

部位：璇玑穴，胸部前正中线上，胸骨上窝中央下1寸。

操作：以两手拇指或四指同时从璇玑穴自上而下依次从正中分推至季肋部 8 次。

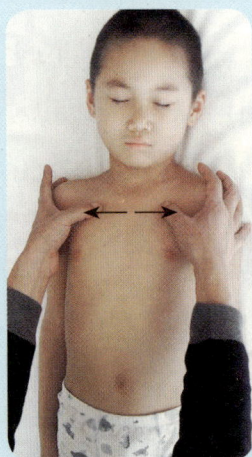

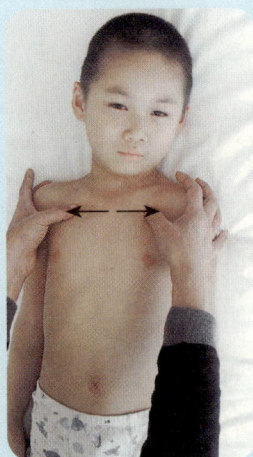

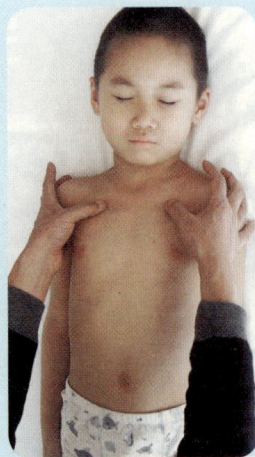

02 分推腹阴阳

两手拇指指腹从剑突起，分别朝胸胁部两边分推，边推边从上向下移动，直至脐平面 10 次。

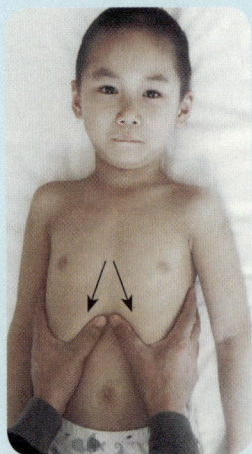

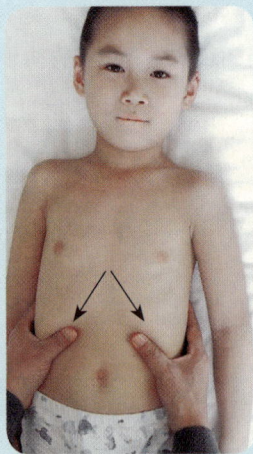

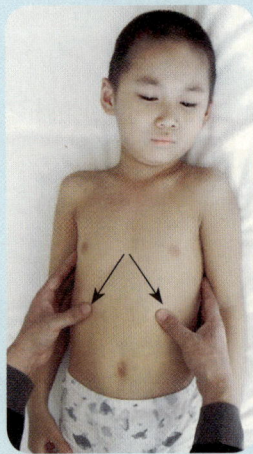

03 搓胁肋

两手置于患儿腋下，从上至下依次推抹搓揉 10~20 次，最后一次搓揉至脐平面时，双手拇指同时点按两侧天枢穴。此为 1 遍，操作 3~6 遍。

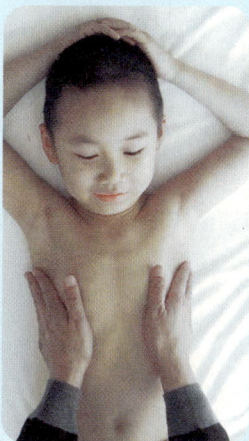

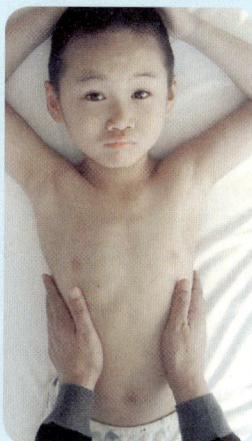

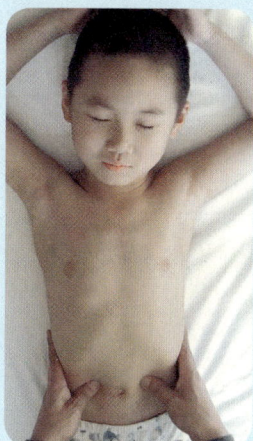

04 推任脉

两手交替从巨阙穴向下直推至脐部 24 次。

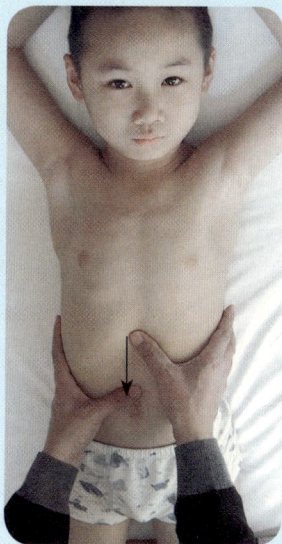

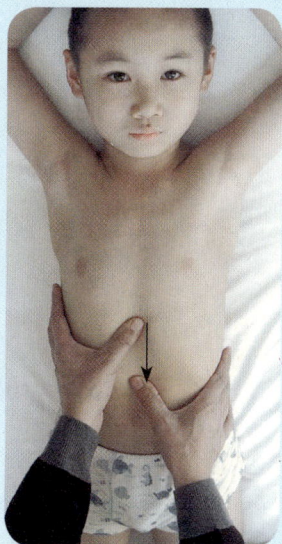

05 摩中脘

两手搓热，以右手劳宫穴对应中脘顺时针摩抚3~4分钟。

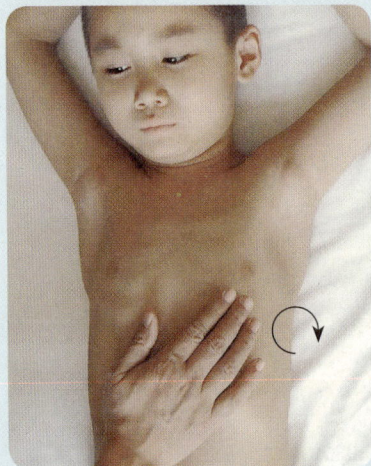

06 摩神阙

两手搓热，以右手劳宫穴对应神阙穴顺时针摩抚3~4分钟，逆时针摩抚1~2分钟。

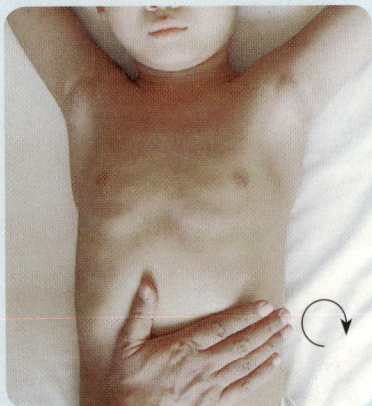

07 气沉丹田

从脐部向下推至耻骨联合部1分钟。

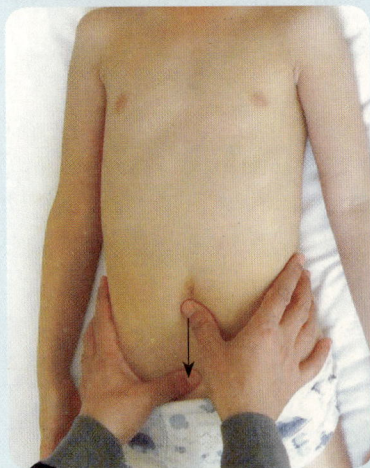

08 摩关元

两手搓热，以右手劳宫穴对应关元穴顺时针摩抚3~4分钟。

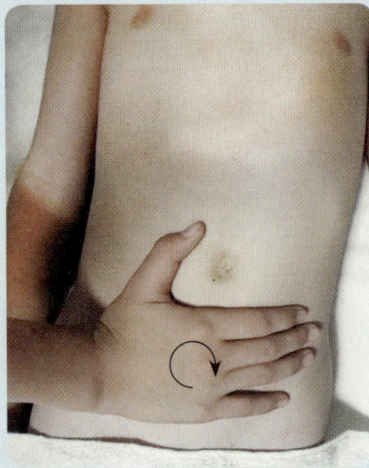

09 拿腹

根据孩子年龄的大小，两手或单手在腹部施行拿法半分钟。

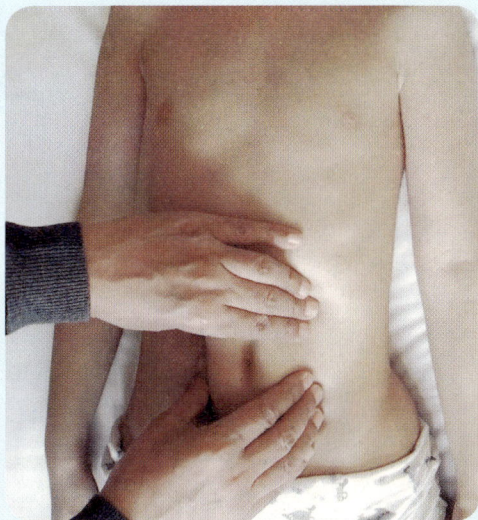

（二）其他手法

01 开天门24次。

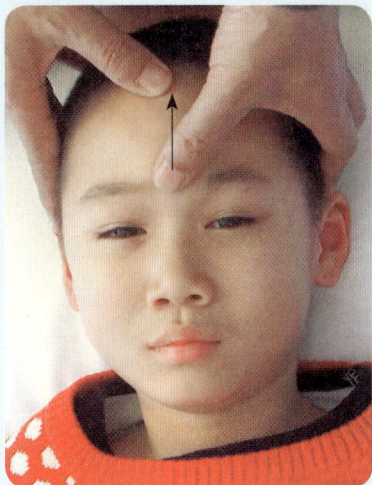

02 推坎宫24次。

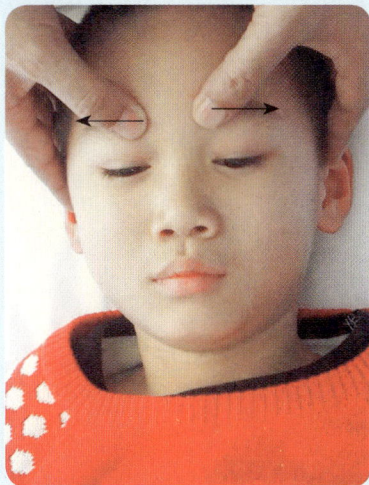

03 揉太阳穴 24 次。

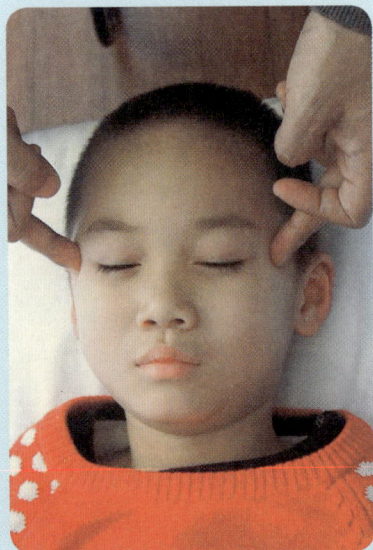

04 揉耳后高骨 24 次。

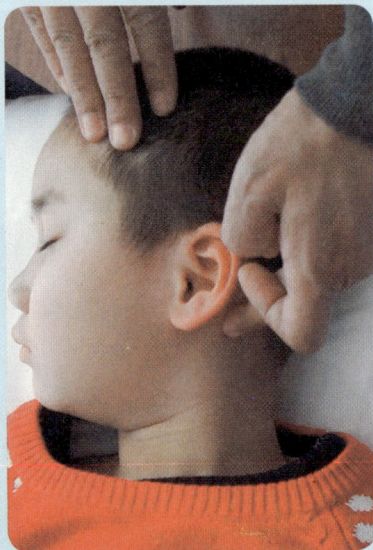

05 清肝经 400 次。

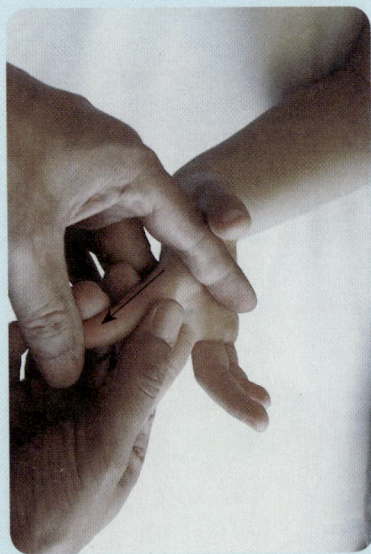

06 清心经 400 次。

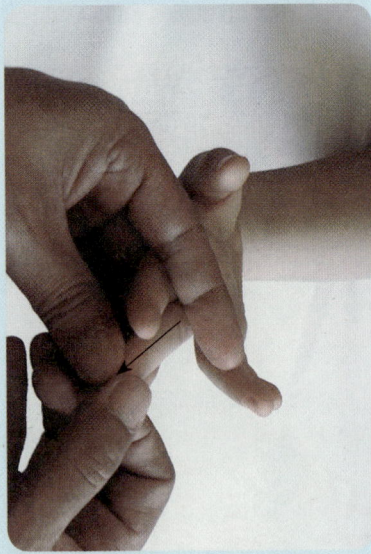

07 补脾经 400 次。

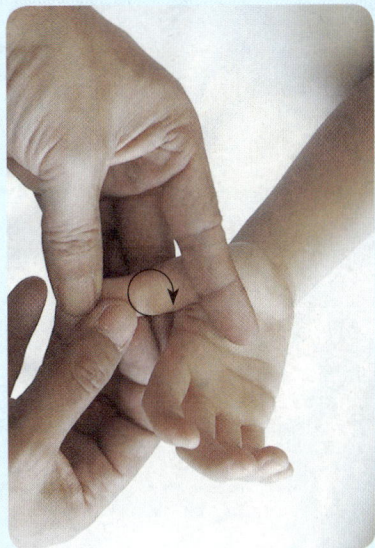

08 补肾经 400 次。

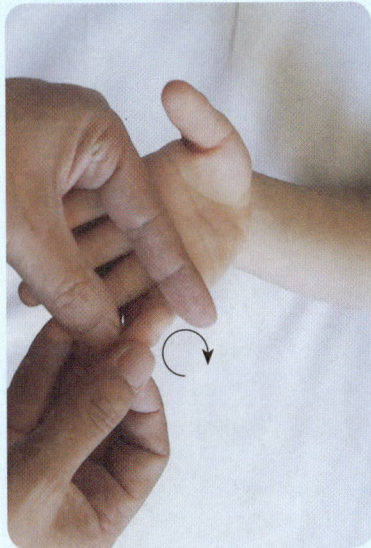

09 揉二人上马 300 次。

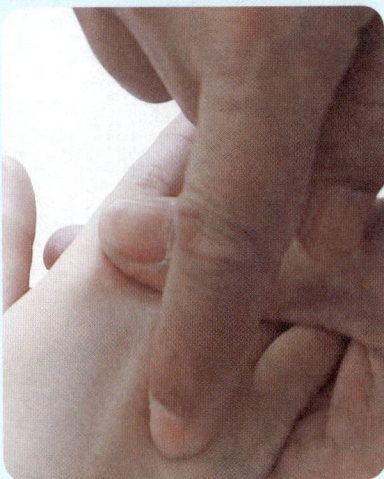

10 掐揉内劳宫 9 次。

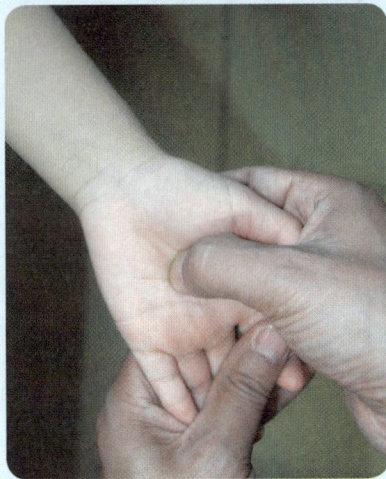

如果有热症，心肝阳亢可以加清心肝二经，如果属于虚寒之症可以去掉清心肝二经。

揉小肚肚的学问

（三）督脉调理

01 调督脉。

　　沿着背部督脉及膀胱经五条线用拨、摸、啄法各做3遍。捏肌做4遍，捏肌及提法再做1遍。捏肌共5遍。在脾俞、胃俞、膈俞、肾俞等穴位可适当多操作几遍，以皮肤温热发红为度。

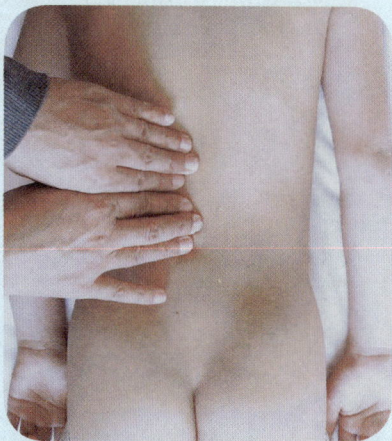

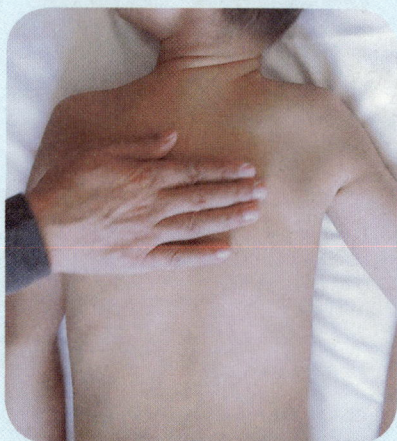

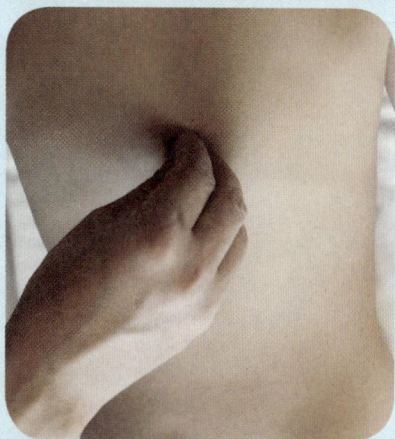

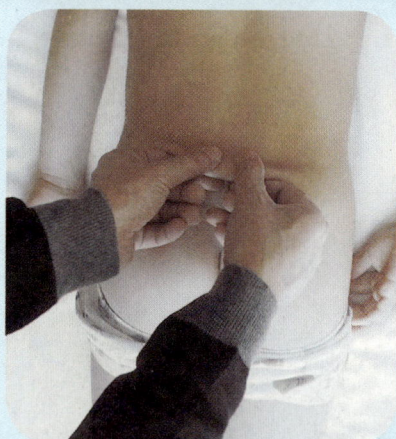

　　由于婴幼儿较小，父母手指相对较大，膀胱经的左右各两条线可以左右各一条线操作。

02 点揉太冲 10 次。

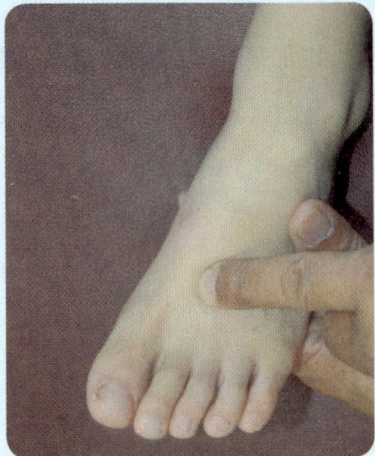

03 拿肩井 3 次。

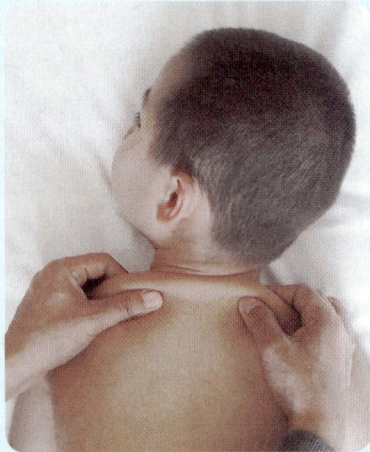

三、方药膳食调理

1. 清心莲子粥：绿鄂梅 5 克，玫瑰花 5 克，绿茶 2 克。用热开水，泡茶饮用。

2. 解郁清肝茶：莲子 20 克，新鲜百合 20 克，黄小米若干。把莲子、百合洗净，放黄小米及适量水，高压锅煮粥食用。

四、注意事项

1. 推拿治疗本病确有疗效，能明显改善症状，甚至彻底治愈，但治疗时间长，常常数月或经年。学龄前儿童可每天坚持，学龄后宜每周推拿 2~3 次。

2. 建议禁食辛辣、煎炸、寒凉、海鲜、羊肉等食品。饮食清淡，多食蔬菜及粗粮。

3. 本病多由生物－心理－社会诸多因素引起，应采用综合疗法，如药物、心理、行为、运动治疗等。并注重对小儿生存环境的调查及辅导家长，为小儿提供健康的生活与心理环境。对孩子进行心理诱导，解除其精神负担，使之不恐惧，不自卑。

假性近视

近视是儿童常见的眼病。近年来，近视的儿童不仅日益增多，而且渐呈低龄化趋势，有些儿童不过 5 ~ 6 岁，鼻子上就已经架起了眼镜。近视的危害众所周知：眼睛经常干涩疲劳，影响学习；看不清黑板，影响注意力；不喜欢户外活动，而喜欢看书、玩电脑等室内活动，久而久之甚至会影响孩子的性格发展。凡此种种，令家长苦恼不堪，因而小儿近视的防治一直是家长关心的焦点。

一、病因

中医学认为，"正气存内，邪不可干"，也就是说任何疾病的背后都对应着身体的内因。而营养不均衡、先天体质弱就是引发近视的内因。现代研究发现，维生素或微量元素镉、锶和锌等的缺乏和体质的薄弱都可以引起或者加速近视的发生。

按摩调理方法：家长发现孩子有近视的嫌疑时，首先要判断是真性近视还是假性近视。假性近视时间较短，经过适当休息或者使用滴眼液后，麻痹痉挛的睫状肌得到放松，视力还可以恢复；如果假性近视阶段不加以重视，便会发展为真性近视，只能去专业医院验光配镜。不要对眼镜有偏见，它是保护眼睛、防止近视快速发展的法宝。假性近视阶段，家长可以通过推捏经络、按摩穴位，由外治内，帮助孩子恢复视力。

二、治疗

（一）腹部常规手法

01 开璇玑

部位：璇玑穴，胸部前正中线上，胸骨上窝中央下1寸。

操作：以两手拇指或四指同时从璇玑穴自上而下依次从正中分推至季肋部8次。

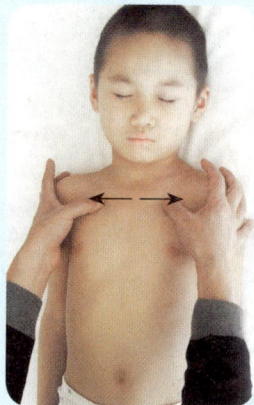

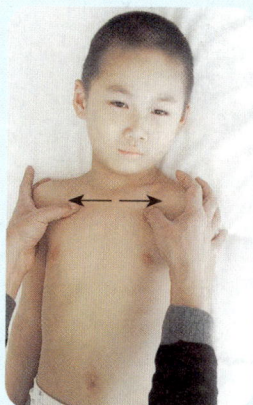

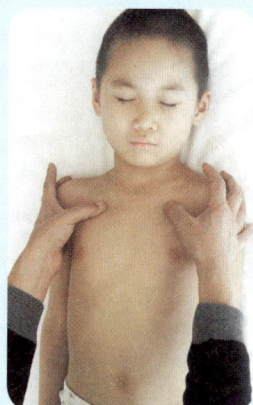

02 分推腹阴阳

两手拇指指腹从剑突起，分别朝胸胁部两边分推，边推边从上向下移动，直至脐平面10次。

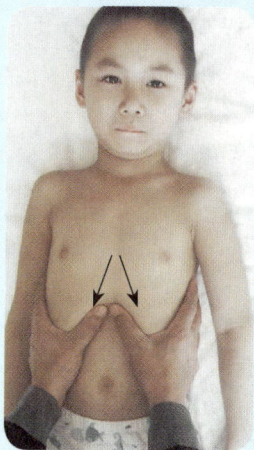

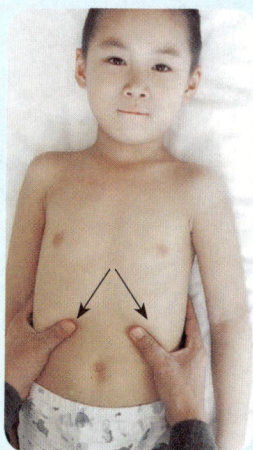

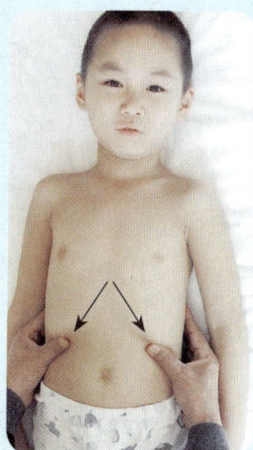

揉小肚肚的学问

03 搓胁肋

两手置于患儿腋下，从上至下依次推抹搓揉 10~20 次，最后一次搓揉至脐平面时，双手拇指同时点按两侧天枢穴。此为1遍，操作3~6遍。

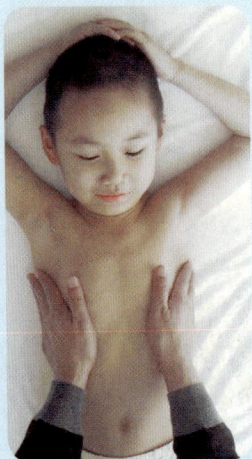

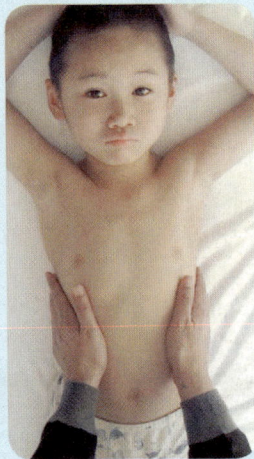

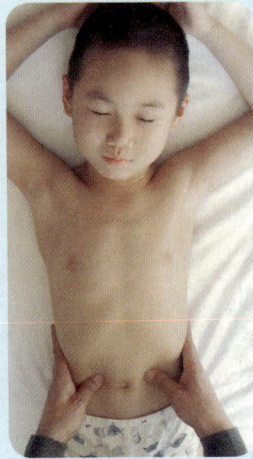

04 推任脉

两手交替从巨阙穴向下直推至脐部 24 次。

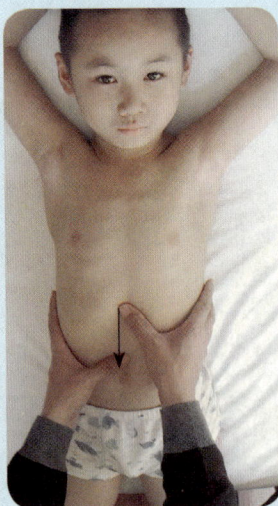

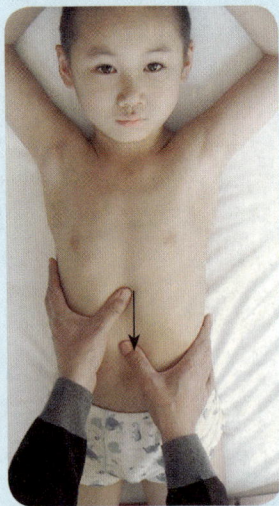

05 摩中脘

两手搓热，以右手劳宫穴对应中脘顺时针摩抚1~2分钟。

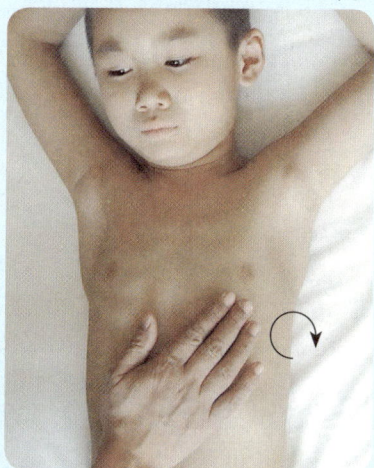

06 摩神阙

两手搓热，以右手劳宫穴对应神阙穴顺时针摩抚1~2分钟。

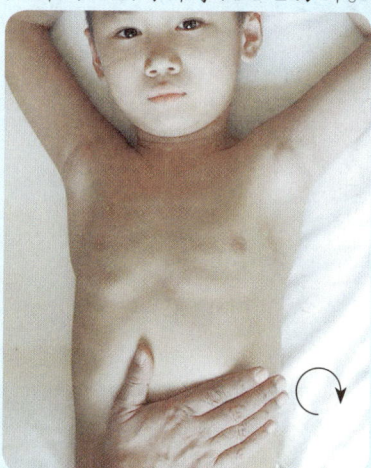

07 气沉丹田

从脐部向下推至耻骨联合部1分钟。

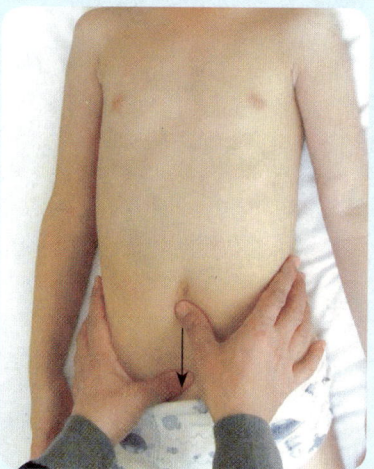

08 拿腹

根据孩子年龄的大小，两手或单手在腹部施行拿法半分钟。

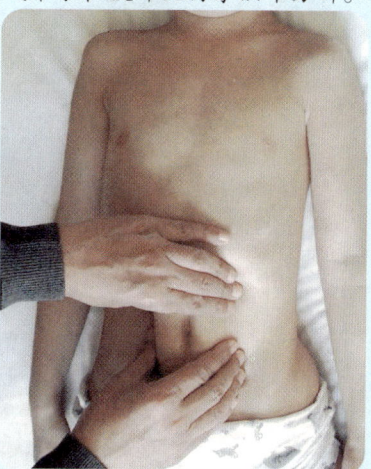

09 点揉关元 100 次。

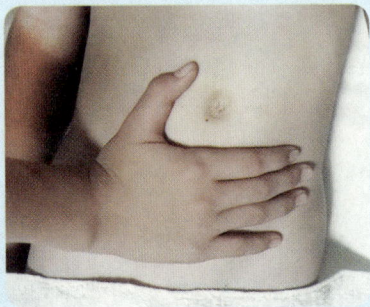

（1）直推三经五线各 3 次。

（2）摩腹 100 次。

（3）点揉水分 100 次。

（4）点揉天枢 100 次。

（5）点揉巨阙 100 次。

（二）其他手法

01 头面部穴位

（1）点揉攒竹 50 次。

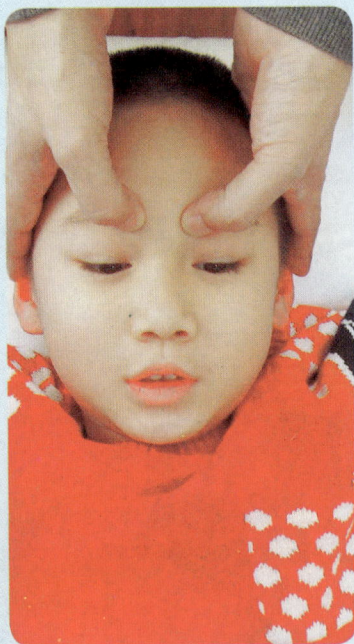

（2）点揉四白 50 次。

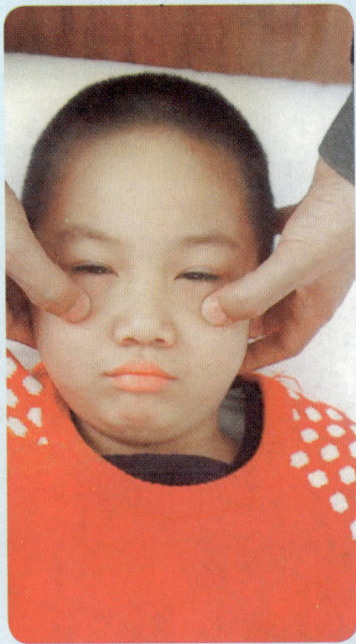

（3）点揉瞳子髎 50 次。

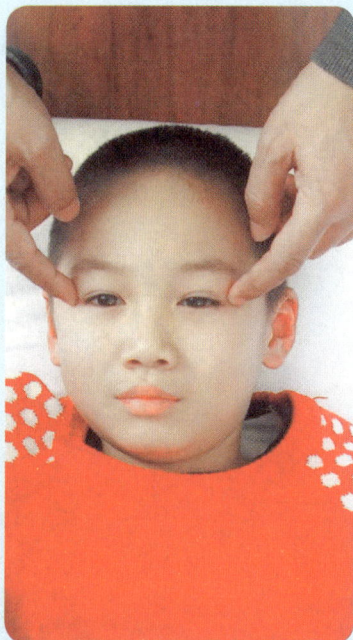

（4）点揉睛明 50 次。

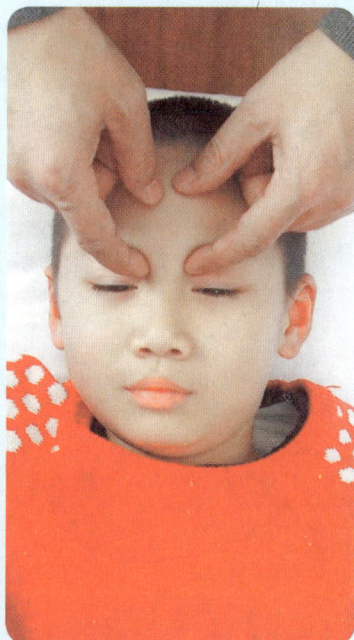

（5）点揉鱼腰 50 次。

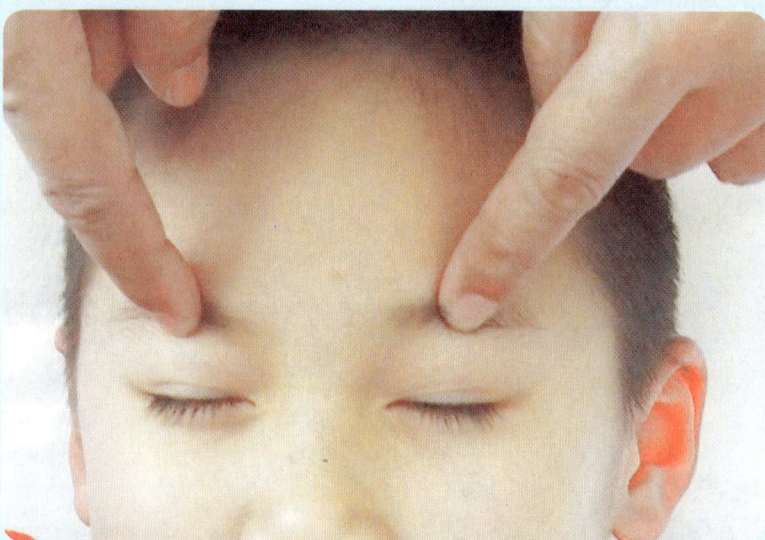

（6）点揉阳白 50 次。

（7）点揉太阳穴 50 次。

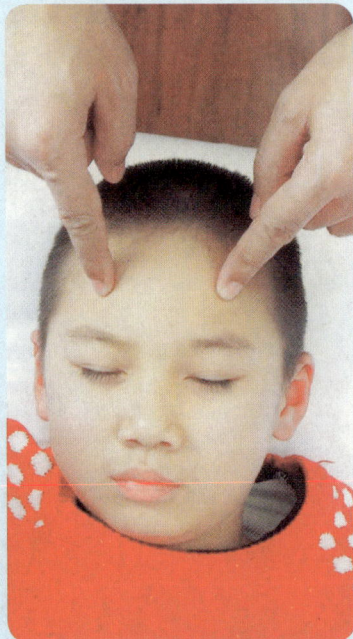

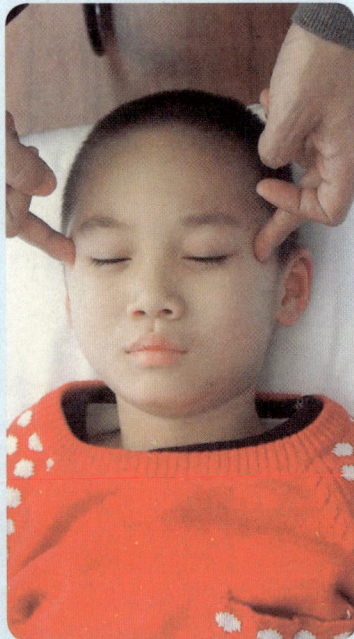

（8）点揉风池 50 次。

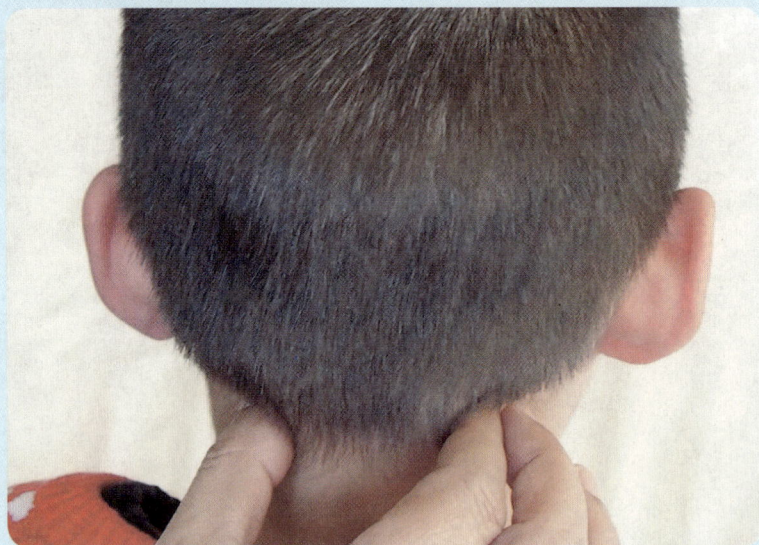

（9）点揉百会50次。

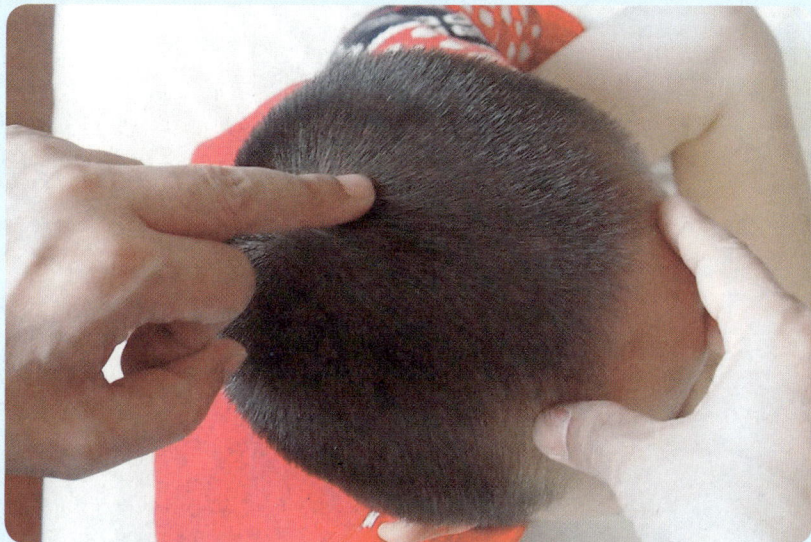

（10）点揉神庭50次。

（11）头部穴位每次可选择2～3个，诸穴交替使用。

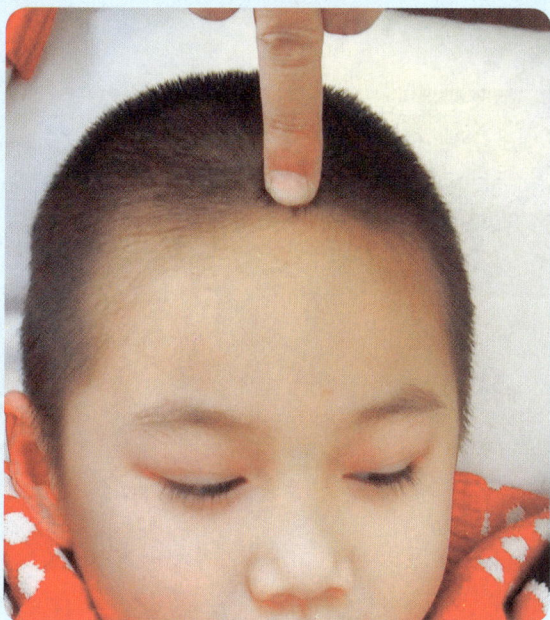

02 四肢穴

（1）补脾经 300 次。

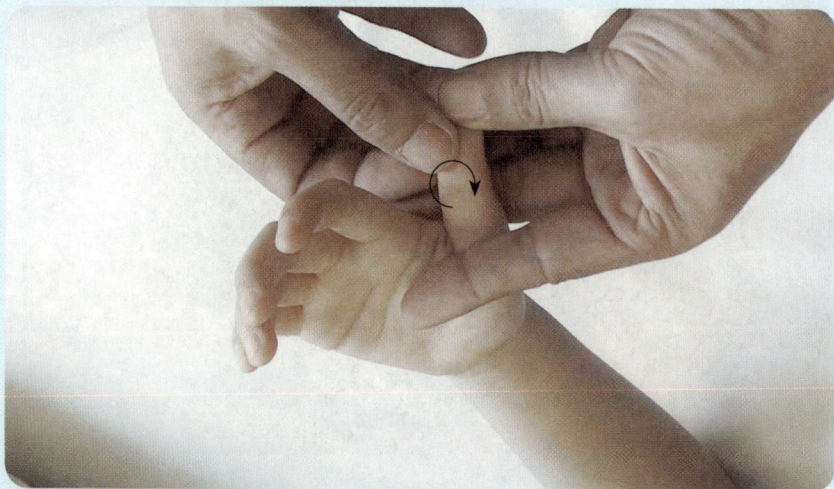

（2）清肝经 300 次。

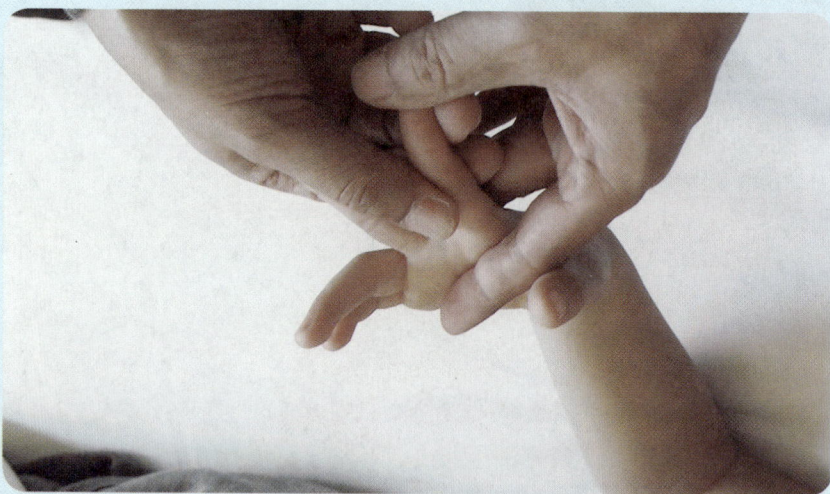

（3）补肾经 300 次。

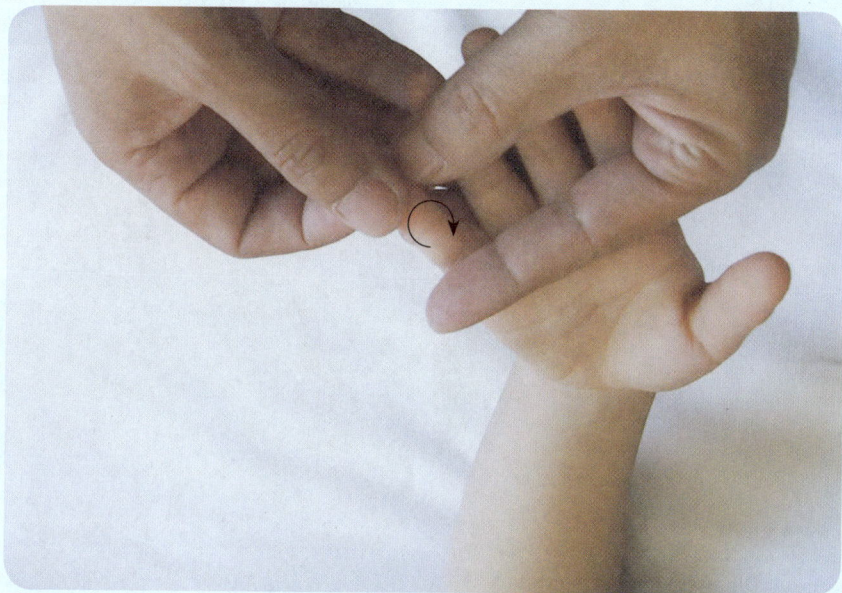

（4）揉二人上马 300 次。

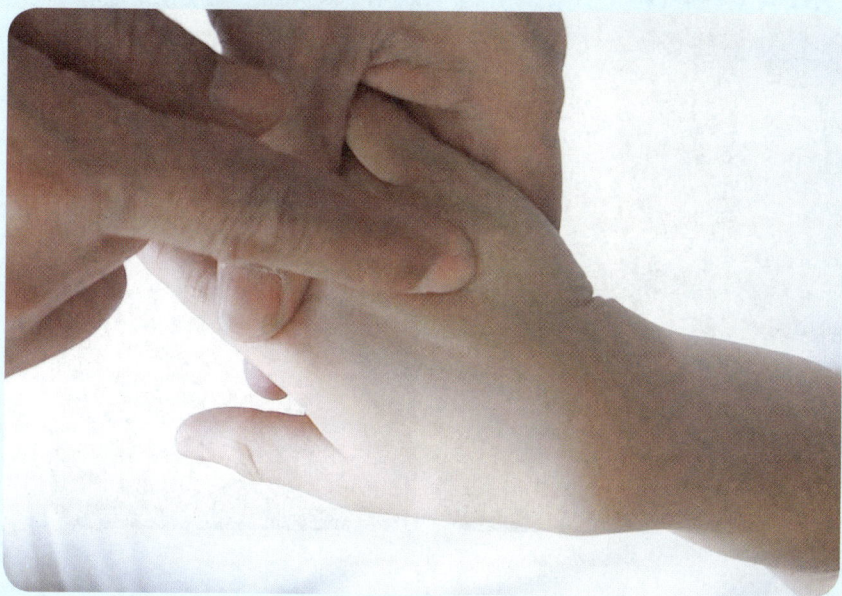

（5）点揉合谷 50 次。

（6）点揉阳陵泉 50 次。

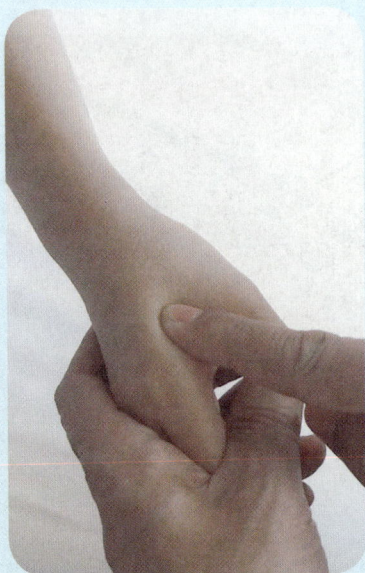

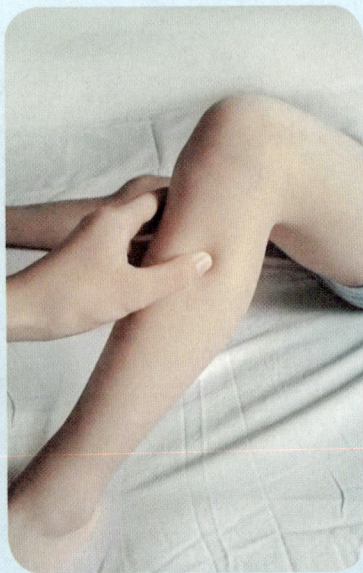

（7）点揉光明 50 次。

（8）点揉太冲 50 次。

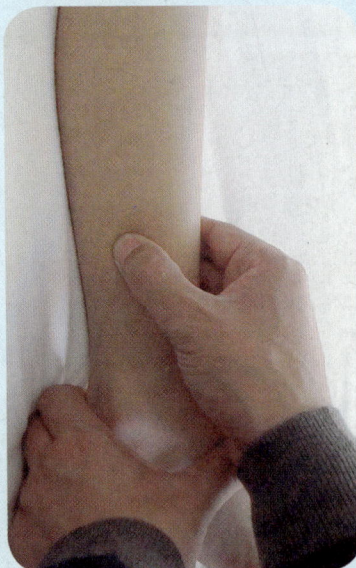

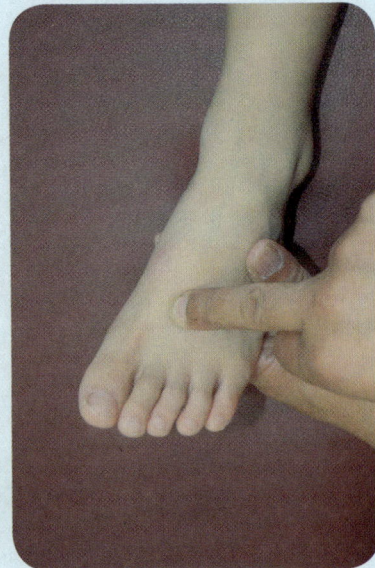

（三）督脉调理

01 调督脉。

　　沿着背部督脉及膀胱经五条线用拨、摸、啄法各做3遍。捏肌做4遍，捏肌及提法再做1遍。捏肌共5遍。在脾俞、胃俞、肝俞、胆俞、肾俞等部位可适当多操作几遍。擦八髎穴以透热为度。

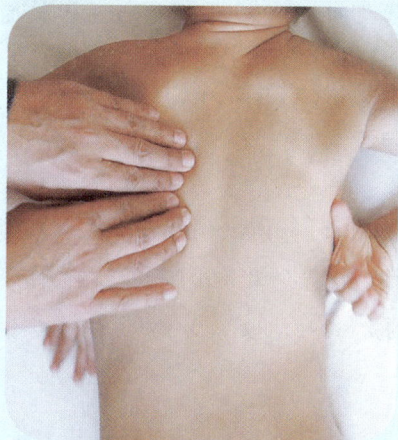

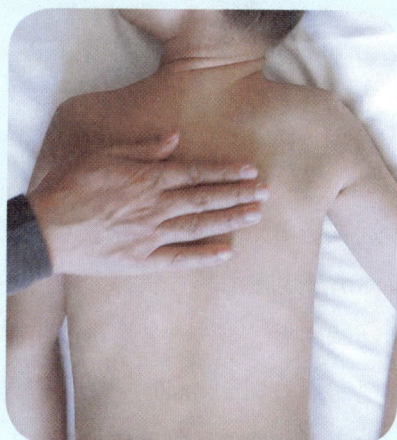

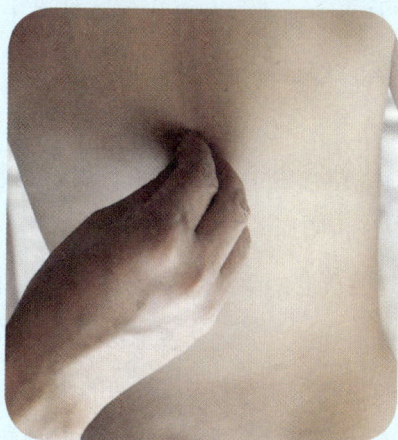

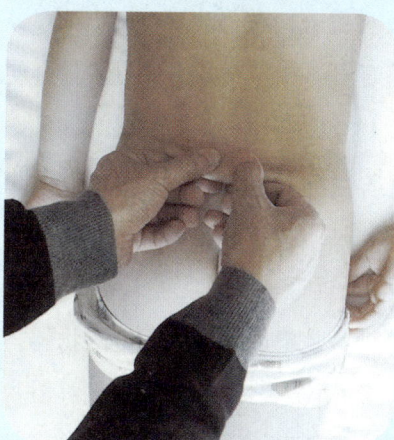

　　由于婴幼儿较小，父母手指相对较大，膀胱经的左右各两条线可以左右各一条线操作。

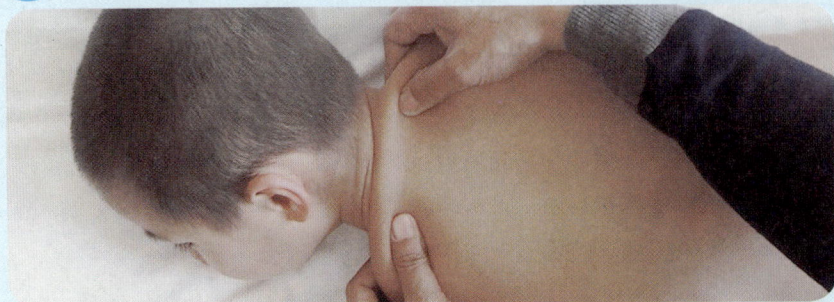

03 拿肩井穴3次。

三、调理方法

　　近视是由于不良的生活习惯造成的，同样，恢复视力也要从日常习惯着手。由于现在的教育状态，家电的普及，以及游戏、电脑的存在，孩子户外活动时间大大减少，多是在近距离视物，睫状肌容易疲劳，时间一久很容易近视，所以家长要不断告诫并提醒孩子。

　　改正不合理的用眼习惯，如趴在桌上、歪头看书或写字，躺在床上看书，吃饭时看书，在强光下或暗淡的路灯、月光下看书，以及在开动的车上及走路时看书等。这些不良习惯都会使眼睛过度疲劳，降低视力的敏锐度。

　　1. 认真做眼保健操。

　　2. 闭目转睛。按揉之后嘱小儿闭眼，意念集中至双眼，自己让双眼眼球按顺时针及逆时针方向转动各8次，以促进眼肌的气血运行。

　　3. 远近视物练习。让孩子近距离凝视自己的手纹，距离30厘米左右，1分钟后眺望远方某一固定的物体，凝视1分钟，如此交替练习5分钟。

　　4. 养成良好的看书写字习惯。例如眼与书本保持30厘米的距离，看书时光线不要过强或过暗，光线最好是从左前方射来，每学习1小时要向远处眺望，最好是眺望绿色植物。

　　5. 饮食配合。多食五谷杂粮，适当进食动物肝，少食甜食和辛辣之品，注意荤素搭配。